专家与您面对面

小儿发热

主编／申淑芳　尤　蔚

U0306985

中国医药科技出版社

图书在版编目（CIP）数据

小儿发热 / 申淑芳，尤蔚主编 . -- 北京：中国医药科技出版社，2016.1
（专家与您面对面）
ISBN 978-7-5067-7973-9

Ⅰ.①小⋯　Ⅱ.①申⋯②尤⋯　Ⅲ.①小儿疾病 – 发热 – 防治　Ⅳ.① R72

中国版本图书馆 CIP 数据核字（2015）第 291450 号

专家与您面对面——小儿发热

美术编辑　陈君杞
版式设计　大隐设计

出版　中国医药科技出版社
地址　北京市海淀区文慧园北路甲 22 号
邮编　100082
电话　发行：010-62227427　邮购：010-62236938
网址　www.cmstp.com
规格　880×1230mm $\frac{1}{32}$
印张　5 $\frac{1}{2}$
字数　95 千字
版次　2016 年 1 月第 1 版
印次　2016 年 1 月第 1 次印刷
印刷　北京九天众诚印刷有限公司
经销　全国各地新华书店
书号　ISBN 978-7-5067-7973-9
定价　19.80 元
本社图书如存在印装质量问题请与本社联系调换

内容提要

小儿发热怎么防？怎么治？本书从"未病先防，既病防变"的理念出发，分别从基础知识、发病信号、鉴别诊断、综合治疗、康复调养和预防保健六个方面进行介绍，告诉您关于小儿发热您需要知道的有多少，您能做的有哪些。

阅读本书，让您在全面了解小儿发热的基础上，能正确应对小儿发热的"防"与"治"。本书适合小儿发热患者及家属阅读参考，凡患者或家属可能存在的疑问，都能找到解答，带着问题找答案，犹如专家与您面对面。

专家与您面对面

丛书编委会（按姓氏笔画排序）

前言

"健康是福"已经是人尽皆知的道理。有了健康，才有事业，才有未来，才有幸福；失去健康，就失去一切。那么什么是健康？健康包含三个方面的内容，身体好，没有疾病，即生理健康；心理平衡，始终保持良好的心理状态，即心理健康；个人和社会相协调，即社会适应能力强。健康不应以治病为本，因为治病花钱受罪，事倍功半，是下策。健康应以养生预防为本，省钱省力，事半功倍，乃是上策。

然而，污染的空气、恶化的水源、生活的压力等等，来自现实社会对健康的威胁却越来越令人担忧。没病之前，不知道如何保养，一旦患病，又不知道如何就医。基于这种现状，我们从"未病先防，既病防变"的理念出发，邀请众多医学专家编写了这套丛书。丛书本着一切为了健康的目标，遵循科学性、权威性、实用性、普及性的原则，简明扼要地介绍了100种疾病。旨在提高全民族的健康与身体素质，消除医学知识的不对等，把健康知识送到每一个家庭，帮助大家实现身心健康的理想。本套丛书的章节结构如下。

第一章 疾病扫盲——若想健康身体好，基础知识须知道；

第二章 发病信号——疾病总会露马脚，练就慧眼早明了；

第三章 诊断须知——确诊病症下对药，必要检查不可少；

第四章 治疗疾病——合理用药很重要，综合治疗效果好；

第五章 康复调养——三分治疗七分养，自我保健恢复早；

第六章 预防保健——运动饮食习惯好，远离疾病活到老。

按照以上结构，作者根据在临床工作中的实践体会，和就诊时患者经常提出的一些问题，对 100 种常见疾病做了系统的介绍，内容丰富，深入浅出，通俗易懂。通过阅读，能使读者在自己的努力下，进行自我保健，以增强体质，减少疾病；一旦患病，以利尽早发现，及时治疗，早日康复，将疾病带来的损害降至最低限度。一书在手，犹如请了一位与您面对面交谈的专家，可以随时为您答疑解惑。丛书不仅适合患者阅读，也适用于健康人群预防保健参考所需。限于水平与时间，不足之处在所难免，望广大读者批评、指正。

编者

2015 年 10 月

目录

第1章　疾病扫盲
——若想健康身体好，基础知识须知道

第2章　发病信号
——疾病总会露马脚，练就慧眼早明了

第3章 诊断须知
——确诊病症下对药，必要检查不可少

第4章 治疗疾病
—— 合理用药很重要，综合治疗效果好

第5章 康复调养

——三分治疗七分养，自我保健恢复早

第 1 章

疾病扫盲

若想健康身体好，基础知识须知道

发热是怎么形成的

人体的产热和散热在健康情况下，这一对矛盾经常保持着动态平衡。当患某些疾病时，此相对平衡的关系发生障碍，使产热过多，散热过少，则引起发热。

根据体温上升的机制不同，发热可分为两大类：

（1）致热原性发热。

大多数患者的发热系由致热原所引起的，如各种病原体、细菌、细菌内毒素、病毒、抗原–抗体复合物、渗出液中的"激活物"、某些类固醇、异种蛋白等，在体内产生致热原，称为内生性致热原。目前认为这些致热原作用于血液中的中性粒细胞和大单核细胞，使其被激活而生成和释放出白细胞致热原，通过血液循环作用于体温调节中枢而改变其功能状态，从而影响产热和散热过程，使产热增加，散热降低，引起体温上升，出现发热反应。

致热原性发热可见于下列情况：

①炎症性发热疾病时，病灶充血明显，致热原吸收较快，渗出液中中性粒细胞越多，渗出范围越大，则发热来的越快，热度越高；而增生性炎症（如结核病）致热原来自大吞噬单核细胞，其数量不多，产生致热原较少，再因吸收进入血液的速度也较慢，故发热较慢，

热度较低。

②炎症病灶内虽有渗出液的中性粒细胞及致热原积聚，若周围组织增生形成包囊或机化，则致热原的吸收较慢，表现为中度发热、低热，甚至无热。但是当囊内压力增加（如渗出液增多）或屏障被破坏（如挤压疖痈等）时，则可由无热或低热转为高热。反之，由急性渗出性炎症转为慢性增生性炎症时，则可由高热转为低热。致病微生物从病灶大量进入血液中，可激活血液中的中性粒细胞，引起大量内生性致热原的产生和释放，也可出现弛张热或消耗热。

③无菌炎症的发热，是由于某种损伤（如机械性、物理性、化学性等）和因供血障碍，引起组织坏死时，发生白细胞浸润的炎症，炎性渗出物中的蛋白质和白细胞吞噬组织碎片后，均能激活白细胞并生成和释放白细胞致热原，而产生发热。

④变态反应性疾病的发热，因抗原－抗体复合物激活中性粒细胞而释放内生性致热原，故致发热。

⑤致热类固醇的发热，是由于类固醇致热原引起的发热，如周期热、肾上腺性征异常症、肾上腺肿瘤、慢性肝炎、肝功能不全以及应用原胆烷醇酮治疗等，均可使体内游离原胆烷醇酮增高，在血浆中的游离型增高（正常血浆中原胆烷醇酮呈结合状态，游离部分浓度低），从而使中性粒细胞释放内生性致热原，而引起发热。

⑥肿瘤患者的发热，可能是组织损伤部位的炎症反应形成白细胞释放内生性致热原；也有认为是肿瘤细胞的自身免疫因素激活白细胞释放内生性致热原；再有认为即是肝癌、肾上腺癌能引起游离型原胆烷醇增高，产生致热原；还有认为是某些肿瘤组织本身（如淋巴网状细胞瘤）可含有致热原。

（2）非致热原性发热。

非致热原性发热属于非感染因素所致的发热，主要见于以下情况：

①产热过多，如癫痫持续状态或惊厥后的发热，是由于肌肉抽搐短时期内产生的热量大于散热而致发热；甲状腺功能亢进的发热，是由于甲状腺素分泌增多，基础代谢增高，另一方面是产生的热量不能以高能磷酸化合物形式储存，以热能形式散发，故产热增多。

②散热减少，如广泛性瘢痕、广泛性皮炎、鱼鳞病、先天性汗腺缺乏症等。由于汗腺机能缺乏，同时皮肤的散热受到影响，而出现发热。又如心力衰竭伴发热者，是由于心排血量减少，皮肤血流量减少，皮肤水肿，加之去甲肾上腺素释放增加，致皮肤血管收缩，故影响散热；同时，肺部充血使心肺循环受阻碍，故使肺呼吸蒸发散热减少。再如大量失水、失血引起血循环量减少，散热量降低，周围循环衰竭和贫血使大脑皮层功能失常，影响体温调节中枢，故

出现发热。若失水量超过体重的1%时，可使体温上升0.2℃～0.3℃，小儿尤为常见。

③中枢神经系统体温调节失常，如直接损伤中枢神经系统的某些病毒性疾病、中暑、安眠药中毒、颅内出血、颅骨骨折等，可影响或直接损害大脑皮层下的体温调节中枢，以致散热发生障碍（无汗）而出现高热。故无汗和高热为此类发热的特征。如神经功能性低热，是由于大脑皮层不稳定，植物神经功能紊乱，引起的正常体温调节中枢障碍而致低热。此低热特点为上午体温高于下午。典型的间脑病发热，常伴有糖、蛋白质、脂肪代谢紊乱，如出现糖尿病、肥胖症、剧烈饥饿感，常伴心悸、无汗、精神症状等。

如何判断小儿发热

有些家长认为，只要孩子的体温超过37℃就是生病了。其实，这种认识并不完全正确。

发热是指体温的异常升高。正常小儿腋下体温为36℃～37℃，如超过37.4℃可以认为是发热。但是，小儿的体温在某些因素的影响下，常常可以出现一些波动。比如在傍晚时，小儿的体温往往比清晨高一些。小儿进食、哭闹、运动后，体温也会暂时升高。衣被过厚、室温过高等原因，也会使体温升高一些。这种暂时的、幅度不大的体温波动，只要小儿一般情况良好，精神活泼，没有其他的症状和体征，一般不应该考虑是病态。

有些孩子经常出现手足心发热。有的家长一拉孩子的手，发现手心很热就认为孩子是发烧了，盲目地给予退热药。其实，小儿的手足心热并不一定就是体温高。如果测一下体温，很可能在正常范围。孩子手足心热，从中医的角度分析，是因为阴虚火旺，也就是人们所说的孩子有"虚火"。这种情况不宜使用西药退热剂，而应该请中医治疗。中药可选用生地、麦冬、沙参、玄参、玉竹、青蒿、丹皮等滋阴清热之品。同时让孩子多饮水，多吃青菜和水果，也可以用菊花泡水频饮。

何谓长期发热

发热是儿科临床最常见的症状。肛温超过 37.8℃，舌下温度超过 37.5℃，腋下温度超过 37.4℃为发热。小儿发热大多为短期内容易治愈的感染性疾患所致，少数患儿发热可持续较长时间。发热持续达 2 周以上称为长期发热。

小儿长期发热的病因复杂，且有时可无明显的特异性症状，往往需要一定时间的仔细观察、必要的实验室检查以及某些特殊检查，然后根据检查结果并结合疾病发展经过，甚至试验性治疗，综合分析后才能最终明确诊断。小儿发热的热型不如成人典型，加之近年来抗生素和糖皮质激素的早期广泛应用，也影响热型，因此热型特点在小儿长期发热的诊断和鉴别诊断中仅具有参考意义。

何谓超高热

当用正规的方法测量人体体温，肛温大于41.5℃，或口温大于41℃，称为超高热。超高热对人体的危害性很大，可以引起机体的代谢增加，氧的消耗量大大增加，能量消耗增多，中枢神经系统兴奋性增高，可出现抽搐，引起呼吸、心跳增快，甚至呼吸循环衰竭；超高热也可引起肝肾等脏器的损害，促使原有肝、肾功能不全的患者发生肝、肾功能衰竭等。总之超高热是儿科的一种急症，必须迅速作出病因鉴别，以便及时对症处理。

引起超高热的疾病有高温重症中暑、血型不合的输血所致的溶血反应、疟疾、流行性乙型脑炎、暴发型中毒性菌痢、暴发型流行性脑膜炎、其他化脓性脑膜炎、重症中毒性肺炎、甲状腺危象、输液致热原反应以及中枢性发热等。

何谓周期性发热

凡是体温突然或缓慢上升达到高峰，保持一定时间，然后迅速或缓慢下降至正常；经过一定时间的无热期后再发热，历经一定时间后又下降至正常体温。这种发热期与无发热期交替出现，反复多次，即为周期性发热。

周期性发热其间歇期长短不等，间歇期中无发热时，症状也不明显。它常见于布鲁氏杆菌病（波状热）、回归热、疟疾、鼠咬热、化脓性感染（胆道感染伴胆管梗阻，或尿路感染伴输尿管梗阻，每当梗阻解除，感染消除，其热度也就下降。如再出现梗阻，又可导致感染再引起发热）、淋巴瘤、丝虫病以及周期热（是一种慢性非感染性疾病，其发热可能与类固醇激素代谢障碍有关）等疾病。其中以疟疾、布氏杆菌病、回归热、化脓性感染、淋巴瘤、丝虫病为主要。而这些疾病具有复发性和规律性发热的特点，因此对于发热性疾病的鉴别较有帮助。

何谓小儿功能性低热

功能性低热是由非器质性疾病所致的低热。其特点为早晨及午前的体温高于午后及晚上，有时伴有多汗、乏力、食欲不振等症状。

功能性低热的原因可能与体温调节中枢功能紊乱，或植物神经功能紊乱有关。此类低热包括原发性低热（体质性低热）、夏季热以及感染后低热。诊断功能性低热时，必须完全排除器质性疾病，并且要经过一段时间的动态观察，然后才可确定，切不可未经任何检查即作出盲目诊断。

对功能性低热的患儿使用退热剂治疗一般无效。可根据患儿的临床症状，采用适当的中药治疗。一般多用滋阴清热类中药，如生地、丹皮、知母、青蒿、鳖甲、地骨皮、沙参、麦冬之类。有些功能性低热的患儿未经特殊治疗，经过一段时间后亦自然缓解。

何谓小儿特发性高热症

特发性高热症是由于婴幼儿时期体温调节中枢的机能不够成熟，体温调节功能不完善，致使小儿体温发生波动。小儿特发性高热主要有暑热症和周期性发热。

暑热症又称夏季热，是婴幼儿时期所特有的发热性疾病。本病在我国中南部地区比较多见。临床的主要特点是夏季长期发热不退，伴有口渴、多尿、无汗或少汗等症状。

暑热症的发热表现为三种类型：第一型是长期发热，体温经常在38℃~39℃，多在半夜至早晨体温上升，午后有下降趋势；在夏季炎热季节发热持续不退。这种类型多见于人工喂养的婴儿。孩子虽然发热，但其他一般状况良好。第二型是呈低热状态，主要是白天发热，尤其以午后发热明显，夜间体温正常。第三型患儿除发热外，还伴有一些其他症状，如周期性呕吐、食欲不振、消化不良、咳嗽，以及植物神经紊乱症状。这种类型小儿多为过敏性体质，热程多持续1~3个月，气候转凉后体温下降。

周期性发热的特点是每月发热一次，每次发热持续数天，体温一般在38℃~39℃，有时可见弛张热型。发热时患儿可有出汗、四肢痛、乏力、食欲不振等症状。但身体一般状况尚好，体检也无特殊体征。

周期性发热症属于中枢性发热，主要是由于交感神经、副交感神经或两者同时呈亢进状态所致。

小儿特发性高热症临床虽表现高热，但患儿一般状态比较好，查体也没有特殊体征，各种实验检查一般都在正常范围。本病目前尚无特效治疗方法，一般采用中药治疗。

发热对人体有何影响

在一定限度内的发热是机体抵抗疾病的生理性防御措施，因此其发热的意义应从两个方面来看。

在体温不太高时（比常温高 2.5℃左右），对大多数人的功能影响不显著，并且机体中会有许多有利的变化发生，如白细胞增多、网状内皮系统的机能（包括吞噬作用、抗体的生成、肝脏的解毒作用等）增强。同时发热时代谢的增强如果不是十分过度，也能加速组织的物质交换和提高机体的抵抗能力。这些变化显然有利于对病原体的消灭，有利于人体抵抗感染，为尽快恢复健康创造条件。在很多急性传染病中，一定限度的体温升高常常表示机体有良好的反应能力；而发热不显著，甚至体温不升高的病例，如有的新生儿感染、重症败血症，预示着机体反应力较差，甚至有的病例可能预后不良。

因此我们在处理每一个发热患者时，应该能看到发热对机体有利的一面，也要看到对机体有害的一面，随时正确地估计发热的性质及其对机体的影响。

正常人的体温是多少

在健康状态时，如饮食正常，衣着适宜，人体的体温一般是比较恒定的，即保持在 37℃ 上下（大致介于 36.2℃ ~ 37.3℃），而不因外界环境温度的改变而变化。但人体正常体温并不是指某一具体温度，而是一个温度范围。如对大多数正常人来说，口腔体温范围在 36.7℃ ~ 37.7℃（而 37.19℃ 仅是一个平均值），腋窝温度范围在 36.0℃ ~ 37.4℃，直肠温度范围在 36.9℃ ~ 37.9℃。人体的体温虽然比较恒定，但人类个体之间的体温有一定的差异，少数人的标准体温可低于 36.2℃，也可高于 37.3℃。即使同一人体温在一日内也不是完全一样的，昼夜间体温的波动可达 1℃ 左右。

正常小儿体温会出现波动吗

正常小儿的腋下体温为 36℃ ~ 37℃，超过 37.4℃ 即可认为是发热。在正常情况下，小儿的体温可以波动于一定范围。

小儿时期的体温调节能力比较差，在某些因素的影响下，可以出现一些波动。例如运动、进食、哭闹等原因，常常会使体温暂时升高；突然进入高温环境，室温过高或衣被过厚，也会使体温暂时升高。相反，运动减少、睡眠过程中、饥饿、体弱儿等，体温也会降低。

另外，在正常情况下，小儿一日内的体温也常常有一些波动。一般在傍晚时体温往往比清晨略高一些。

当小儿体温出现轻度波动（1℃以内）的时候，应结合有无上述情况，有无相关的临床症状，综合分析判断，判定是否属于病态；或者进行动态观察，或排除干扰因素后再进行测定。一般来说，只要小儿全身情况良好，这种暂短的幅度不大的体温波动，不应该考虑为病态。

药物对体温有什么影响

体温除了受发热性疾病等因素的影响外，还需注意药物对它的影响。如解热镇痛药能使发热患者的体温趋向正常，但不能降低正常人的体温。此类药物的解热作用，主要是通过增加散热过程实现的。表现为皮肤血管扩张和出汗增多，因而增加热的散失，最后使升高的体温下降。解热镇痛药对产热过程没有什么作用。但有人通过动物实验，认为解热镇痛药物的解热作用，除了由于对丘脑下部的体温调节中枢直接作用外，还可能由于抑制了白细胞释放内源性致热原，或是阻断了致热物质进入脑组织，因而减少了致热物质对丘脑下部体温调节中枢的病理性刺激，通过这种对体温调节中枢的间接作用方式，发挥其降热作用。临床上我们也常发现肾上腺皮质激素有迅速退热作用。其机制可能为抑制致热原的释放，并且直接作用于丘脑下部的体温调节中枢，使热度下降或防止体温升高。但因感染性发热是由致病微生物引起的，如大叶性肺炎、菌痢、肠伤寒、败血症等，因此当发热原因未明时不应随便滥用皮质激素类药物，以免掩盖症状，延误疾病的诊断。

小儿发热就一定是病重的表现吗

发热并不一定就意味着病重。体温的异常升高与疾病的严重程度不一定成正比。

发热的生理机制实际上是白细胞发现了入侵的病原，于是就释放出蛋白质，产生一种内源性致热物质，这种物质刺激丘脑的下部，使体温的调节失常，从而引起发热。人体的免疫系统在体温较高的时候，战斗力会得到增强；而不少细菌和病毒在温度较高的情况下，进攻的能力也会降低。人体每一次发热，都会给免疫系统一次锻炼的机会。

了解了发热的产生机制，家长见到孩子发热时既不要惊慌，也不必急于用退热药。在一般情况下，如果只是发热而没有其他明显的不适，不服用退热药反而更好。这样，既可以使医生通过了解热型及发热程度做出确切诊断，又保护了机体的自然防御能力。

小儿的正常体温可以因气温、年龄、饮食、哭闹，以及衣被的厚薄等因素有一定范围的波动。体温稍有升高，并不一定有病理意义。在小儿确实体温升高时，要注意观察患儿的神态和举止，而不要单纯依赖体温计。一个体温在38℃，神情呆滞的孩子，和一个体温在40℃，但仍然顽皮的孩子相比，前者更值得我们关注。而一个机体抵抗力低的孩子，纵使患了严重的疾病，也很可能不会发热。

见到小儿发热时，应积极查明原因，针对病因进行治疗。

为何退热时患儿会出汗

汗液从皮肤表面大量蒸发，可带走大量体热，是一种很好的散热方式。

患儿高热时服用退热剂，一般都会在短时间内开始出汗，然后体温逐渐下降。退热剂主要通过抑制体温调节中枢，使散热增加，汗出增多，从而使体温降至正常。小儿在服用退热药时应注意掌握剂量，不可因为体温过高而大量应用退热药品。因为退热药剂量过大会使汗出增多，可引起患儿虚脱。同时，应用退热剂时要注意多饮水，以利于排汗降温，并可防止出汗过多造成水与电解质紊乱。

小儿汗出较多时，要注意及时补充体内所需要的液体，同时要做好皮肤护理。如果患儿汗出较多又不欲饮水时，可以通过静脉输液来补充液体。

发热对循环系统有何影响

在发热时，通常因为交感－肾上腺系统的兴奋性增高，或可能存在致热原以及热血液对窦房结的直接刺激，同时因发热时氧的消耗量增加，因此心跳加快。一般体温每增高 1℃时，小儿的心率每分钟可增加 10 ~ 15 次。但是，某些感染（如肠伤寒等）、严重中毒、脑干损伤（如脑脓肿、脑膜炎等），虽然体温很高，可达 39℃ ~ 40℃，但心率呈相对徐缓或不增加，甚至减慢。另一些情况下，如某些感染或伴有缺氧、缺血、中毒等因素影响心脏时，虽然体温不太高，但心率却显著增加。发热时，除心跳频率变化外，可能还有心跳加强，每分钟血输出量增多，脑及肾等脏器的血流量增加，加上外周小动脉的紧张性加强，血压稍见升高，但有时（如白喉）

由于心肌中毒，可能心跳减弱，血压下降。发热时，血管通透性也增强。

退热时，由于迷走神经兴奋性增加，所以心率减慢、血管扩张，加上大量出汗及排尿而致体液丢失，此时血压可能下降。若高热骤退时，易发生虚脱。

发热对呼吸和消化系统有何影响

发热时，因体温升高以及酸性代谢产物的积聚，刺激呼吸中枢，会使其兴奋性增高，故出现呼吸加快。在高热时，因呼吸中枢兴奋性发生障碍，有时出现周期性呼吸。发热同时机体各种消化液的生成和分泌均减少，各种消化酶的活力降低，胃肠道运动缓慢，使食物的消化和吸收受到影响，因此患儿可出现食欲不振、口干、消化不良、便秘等。由于消化液缺少和消化道（主要指肠管）运动受到抑制引起的便秘等因素，使肠内发酵和腐败过程加重，发生腹胀、鼓肠，这种改变除影响营养物质（尤其脂肪和蛋白质）吸收外，还可因肠内毒性物质的吸收而引起中毒，更加重机体中毒及各系统的机能紊乱。

🔲 发热对肝肾及内分泌系统有何影响

高热对肝、肾等脏器都可造成一定的损害，促使原有肝、肾功能不全的患者发生肝、肾功能衰竭。体温上升期和高热持续期，因水和氯化钠的潴留以及肾小管重吸收机能增强，尿量减少，使尿的比重及血中非蛋白氮含量增加，尿中氯化物降低。退热期，尿量增多，比重下降，尿中氯化物反而增加。

感染性发热时，肾脏还往往会发生实质性病变，故尿中可见蛋白、管型等。

发热时，内分泌系统如甲状腺、肾上腺、脑垂体的机能均加强，相应的激素也增加，所以在尿中可见 ACTH、皮质激素含量增加，尿和血中含碘量也增多。

长期高热时，有些内分泌系统可发生机能减退和衰竭。

🔲 发热时机体代谢有何变化

发热时，人体的代谢活动增强，而且主要为分解代谢增强。但是发热时代谢增强与体温的升高无一定比例关系。体温升高并不完全是由于产热增加的结果，体温升高的程度与产热增加的程度并不一定平行。一般来说，若正常人体温（37℃）上升至40℃，物质代谢强度必须增加几倍；而发热至40℃的患儿，代谢强度的增加还不足 2/5。又如正常人在较强的体力劳动后代谢强度增加几倍，但体温仅有微小变动。在发热的不同阶段，代谢强度也在不断变化。如发热上升期，物质代谢的有氧分解是增加的，而高热持续期的有氧分解有时反而比发热上升期还低。某些疾病，如肺结核浸润进展期，尽管有低热，但分解代谢强度却明显增加，故患者消瘦较快。又如肠伤寒，因代谢严重紊乱，有氧分解可低于正常水平，而在退热期则又增加。发热时，由于体内存在有中毒、饥饿、营养不良等因素，常发生有氧代谢中氧化不全及无氧代谢加强，故对于代谢活动不应完全着眼于有氧分解的代谢活动，有氧代谢的氧化不全及无氧分解也不可忽视。

🤮 发热时糖、脂肪、蛋白、维生素代谢有什么变化

突然高热时，由于垂体、肾上腺皮质激素分泌的增加，以及交感-肾上腺系统强烈兴奋，使肝糖原分解加强，故血糖升高，甚至可出现尿糖。然而，体温逐渐增高时，血糖升高常不明显。若衰弱、饥饿，

或长期消耗性疾病时发热，血糖不仅不升高，有时反而稍降低。

发热时，因糖有氧和无氧酵解均加强，有氧酵解伴有氧化不全，故组织、血液、尿内乳酸、丙酮酸等含量增加，严重者可出现轻度酸中毒。

感染性长期低热时，糖分解加强，脂肪组织分解也显著增加，患者体质消瘦，血中脂肪、脂肪酸含量增高。又如高热时，脂肪分解过多，又伴氧化不全，可产生中间代谢产物的积聚，严重时可出现酮血症及酮尿。

感染性发热时，不但糖、脂肪的分解加强，蛋白质分解也加强。首先是实质脏器的组织蛋白发生分解，如肝脏、肾脏等。肌蛋白也有显著的分解，腺体组织蛋白、血浆蛋白均减少。因蛋白质分解增多，故血中非蛋白氮升高，尿素排出也见增多。加之患者因发热，食欲减退，蛋白质摄取量减少，消化功能障碍，蛋白质吸收也减少，因而出现负氮平衡。因此，长期发热可致低蛋白性营养不良。

长期发热时，由于其他物质代谢增强，维生素也随之消耗增加，又因发热消化功能障碍，摄取维生素也减少，所以常发生维生素缺乏，首先是 B 族维生素及维生素 C 的缺乏。因此当患儿长期发热时，一定要注意维生素的补充。

发热时水电解质及酸碱平衡有什么变化

在体温上升期和高热持续期，由于分解代谢增加，代谢物质的蓄积以及神经、体液调节机能的改变，水电解质潴留在组织内，尿量减少。在退热期，大量排汗和尿量增加，组织内潴留的水和盐大量排出。发热时因为组织分解加强，所以血、尿中钾含量增加，磷酸盐的生成和排出也加强。

发热时，因氧化不全，特别是脂肪和糖、酸性中间代谢产物在体内积聚，血中碱储减少，可发生酸中毒。

发热时小儿神经系统有什么变化

发热可使中枢神经系统的兴奋性增高，当体温上升至40℃～41℃时，患者可出现烦躁不安，胡言乱语、幻觉，甚至抽搐。这种情况在小儿尤为多见，这是因为小儿的神经系统还没有发育成熟，抑制过程薄弱，兴奋过程占相对优势，兴奋易于扩散。所以发热时小儿易出现抽搐，我们称它为"热性惊厥"。缺钙的小儿因为神经肌肉的兴奋性较高，发热时更容易出现"热性惊厥"。身体虚弱或在某些感染性疾病、重症衰竭的高热患者，中枢神经系统处于抑制状态，表现出淡漠、无欲、嗜睡，甚至昏迷等症状。

植物神经系统在体温上升期和高热持续期，表现为交感神经兴奋性增高，而体温下降期则表现为迷走神经兴奋性增高的症状。

小儿感染性疾病一定会发热吗

感染是引起发热最常见的原因。但是，并不是所有的感染性疾病都会表现为发热。一些体质虚弱的患儿，有时虽然有严重感染，但因为机体反应性较差，可能不出现发热反应。新生儿时期，由于体温调节中枢功能尚未健全，机体反应性差，在感染性疾病时也不一定表现出发热。所以对新生儿感染性疾病不能以发热与否来判定。

也就是说，感染性疾病多数有发热症状，但并不是所有的人在感染时都会发热。如果感染很严重而体温却不升高，这样的患儿往往病情更重，预后更差。

小儿长期发热的原因

长期发热是指发热持续 2 周以上。在一般情况下，小儿腋下温度超过37.4℃即可认为是发热。根据体温波动情况，热型可分为稽留热、弛张热、间歇热和不规则热等。

小儿长期发热的原因较为复杂。概括地讲，主要原因有感染性因素和非感染性因素。感染是小儿发热的最常见原因，可由病毒、细菌、支原体、立克次体、螺旋体、寄生虫等感染引起。其中可能引起长期高热的疾病主要有败血症、肺炎、脓胸、细菌性心内膜炎、肾盂肾炎、传染性单核细胞增多症等。还有一些传染病，如伤寒、副伤寒、疟疾、黑热病、血吸虫病等，也能引起长期高热。可能引起长期低热的疾病主要有结核病、慢性尿路感染、慢性肠炎、慢性鼻窦炎等。

一些非感染性疾病也能引起小儿长期发热。如风湿热、类风湿病、系统性红斑狼疮、皮肌炎等结缔组织病，某些药物或生物制剂、异体组织等引起的变态反应，白血病或其他恶性肿瘤等组织和细胞坏死等原因，均可引起长期高热或低热。另外，一些中枢神经系统疾病如颅脑损伤、脑肿瘤、蛛网膜下腔出血等疾病，可使体温中枢调节失常，导致长期发热。癫痫持续状态、甲状腺功能亢进，可使机体产热过多而致发热。广泛性皮炎、先天性外胚叶发育不良等，可因机体散热减少而致发热。

无论何种原因所致的发热，如果病因不能控制或不能及时清除，都会引起长期发热。而长期发热可使机体各种调节功能受到影响，从而导致或加重其他疾病。因此，对长期发热的患儿一定要根据发热的热型、伴随的症状、体征，结合相应的实验室和其他理化检查结果，认真分析判断，找出引起发热的原因，然后有针对性地进行治疗。

小儿反复发热是因为有"火"吗

从中医学的观点看，小儿发热多是由于感受外邪所致。小儿之所以反复受到外邪的侵犯，主要是由于正气不足，阴阳失于平衡。中医学认为，正常生命的维持有赖于人体阴阳的平衡，如果这种平衡被破坏，人就会发生疾病。人们平时所说的"火"大，实质上就是阴阳的平衡失调。中医认为，阴虚则火旺，阴虚则生内热。平素阴虚火旺的孩子，稍微受到外邪的侵犯，就会引动内火，内火与外热相合，从而则导致发热。

怎样判定孩子是否有"火"呢？一般来说，阴虚火旺的孩子平素性情急躁、烦躁易怒、大便干、手足心热、喜食冷饮、食欲一般都比较差，睡觉时盖不住被子，喜欢俯卧而睡，口唇发红，舌质红、舌苔少，脉细而且快。

对这种阴虚火旺的孩子，不仅应给予治疗，而且应该注意平时的调护。治疗应采用中医滋阴清热的方法，常用药有生地、沙参、麦冬、天花粉、玄参、玉竹等。也可以用养阴清肺口服液等中成药。平时应给孩子多饮水，多吃蔬菜和水果，少吃肉类及巧克力等热量高的食品。另外，不要为了防生病而给孩子拼命穿衣服，把孩子捂得不露一点缝隙，这样反而会使孩子更容易得病。古代医家提倡的"要使小儿安，常带三分饥与寒"的观点是有科学道理的。

发热会使小儿脑子烧坏吗

在一般情况下，发热对小儿的脑细胞没有直接的损害。只有当体温超过41.4℃以上时，脑部才会有受到损伤的危险。

婴幼儿高热有时会发生惊厥，这主要是由于婴幼儿的大脑发育尚不完善，兴奋容易扩散，导致神经细胞异常放电所致。

有的患儿在急性感染过程中引起中毒性脑病表现。这种情况的出现，并不是因为高热损伤了脑细胞所致，也不是病原体直接侵入脑组织所致。中毒性脑病的发生与感染中毒、人体对毒素的过敏反应、缺氧、脑水肿、水电解质代谢紊乱等因素有关。

一般说来，发热不会把孩子的脑子烧坏。即使在小儿发热过程中出现惊厥、脑病等表现，也并非都是由于发热所致。

🧑‍⚕️ 小儿长期低热的原因

低热是指口温在 37.5℃ ~ 38℃ 的发热。如果低热时间长达一个月以上，则可称为长期低热。长期低热的病因以感染为常见，其中结核占第一位。其次为风湿热、尿路感染、胆道感染、副鼻窦炎、慢性扁桃体炎、牙周病、隐原性脓肿、慢性支气管炎、慢性活动性肝炎、血吸虫病等。另外，严重贫血、恶性肿瘤、慢性白血病、免疫、变态反应、结缔组织病、甲状腺机能亢进、肝硬化以及功能性低热（包括暑热症、感染后低热、植物神经功能紊乱）等亦可引起长期低热。

对长期低热的患儿，有时病因是一时不能查明，这就需要详细地追问病史，仔细地体格检查，同时还应该结合临床化验检查及其他的特殊检查来进行诊断和鉴别诊断。

有不少长期低热的患儿通过各种检查亦很难作出明确诊断，这样就需要进行临床观察，也可以通过诊断性治疗来明确诊断。

🧑‍⚕️ 药物热与药疹有关吗

有服药史及药物过敏者，服药后最短为 1 小时，最长为 25 天，一般为 6 ~ 10 天发生。据统计药物热与药疹的发生率以解热镇痛药、鲁米那、磺胺居多，其次为青霉素等其他药物。近年来抗生素类引起者亦不少。

药物热可有恶寒、发热，热型为弛张热、稽留热或微热等。伴周身不适、头痛、肌痛、关节痛、淋巴结肿痛和消化系症状等，继而出现皮疹、血管性水肿等。

药疹呈多形性、对称性分布，有瘙痒和烧灼感。皮疹类型有猩红热样红斑、荨麻疹、麻疹样红斑、固定性红斑、紫癜、大疱性表皮松解症，严重者可出现剥脱性皮炎。

抗生素药物热，不伴皮疹或仅有轻度皮疹。停药后2日体温降至正常。皮疹严重者，停药后发热可持续很长时间。用抗生素治疗中，病情好转，体温下降或已正常后再发热者，又无新感染或二重感染的证据，停药后热度下降，皮疹消退，药物热诊断即可确定。

何谓新生儿生理性体温变异

新生儿出生后热的耗散主要依赖温度梯度。新生儿对热的反应主要表现为血管扩张，特别是手足部血管扩张。血管扩张有利于增加辐射和对流产生的热耗散。

新生儿生后的前几天内，往往因为调温不当而出现发热或体温不升，其实这并不能属于病态，但如果防护不足可能会导致病态。

对新生儿出现发热，首先要识别是否为生理性。生理性发热的原因包括内因和外因两个方面。内因主要是因为出生后入量少，再加上经体表失水多，尤其是开始排尿后，若不及时给予喂水，可发生脱水热。外因主要为室温过高或箱温过高，未能适应个体体温调节限度，从而出现体温的上升。有时因为衣被过暖，也会出现发热的假象。

对新生儿生理性发热的处理，应该松解衣被，缓缓通风散热，一般情况下很快体温即可下降，同时注意补充水分。对脱水热的新生儿补液降温极为重要。

什么样的环境温度对新生儿最适合

某一环境温度对机体只需最低的代谢率（耗氧最小），同时蒸发热量亦最低，即可维持正常的体温，这种环境温度称中性温度（也称适中温度），是最适合于人体的环境温度，一般在正常穿着条件下，室温 24℃ ~ 26℃，相对湿度 50%，在这种适中的温度条件下，人的深温与腹壁皮肤温度的差别 < 1.5℃。

环境温度过高时，足月儿或早产儿表现为激惹状态，可见周围

血管扩张、出汗、发热、脱水、高钠血症等，但胎龄小于32周的早产儿，汗腺发育差，在高温环境中常不表现出汗，胎龄小于36周的早产儿出汗亦少，常局限于头面部。环境温度过高时尚可引起新生儿呼吸暂停，早产儿尤易发生。

环境温度过低时，也可引起呼吸暂停、低血糖（早期可有暂时性高血糖）、酸中毒、体温不升、硬肿症、肺出血等，寒冷刺激对早产儿或小于胎龄儿者更易造成不良后果且较严重。因此保持环境中性温度，对新生儿是十分重要的。足月新生儿在24℃～26℃保温中一般会保持正常体温，若体温异常表明小儿有病理情况存在。

引起新生儿发热的原因

新生儿发热指体温在37.4℃以上者。其原因可能有环境温度过高，如睡热炕，使用热水袋温度过高，或暖箱温度过高，也可由于母亲乳汁不足，喂养过晚，天气炎热或喂养不当引起呕吐等出现一过性新生儿脱水热。更多的原因是新生儿感染。如产前感染、羊膜早破、不洁的阴道检查等，此多于产后1～2天即出现发热。产后感染多发生在生后一周左右，常见肺炎、败血症、脐炎、脓疱疹或脓肿。严重感染体温反而不升。

新生儿出现发热时应针对病因进行治疗，不主张给新生儿用退热药，因为一般常用的退热药对新生儿常有一些不良反应。新生儿低热不需要退热，如果体温高达 38.5℃ 或 39℃ 以上，可给予物理降温，如"打包散热"、降暖箱箱温等，同时查找发热的原因，如为环境温度过高，则应调整环境温度不要高于 30℃；脱水热时，应喂 5% 或 10% 的糖水，必要时可静脉补液。有感染者，可选用适当的抗生素治疗。

何谓新生儿脱水热

新生儿脱水热是因新生儿体内水分不足引起的发热。其病因主要由于进入水分不足，环境温度过高引起。新生儿出生后，经呼吸、皮肤蒸发、排出大小便等失去相当量水分，而生后 3～4 天内母乳分泌量较少，体内水分不足。加之保暖过度，使小儿体温升高，呼吸增快，皮肤蒸发的水分也增多，如补充液量不足，也可出现脱水。有时因保暖箱放在阳光照射的窗旁，箱内温度升高，在内的新生儿体温也随之升高。在以上情况下，蒸发损失的水分比钠盐的损失多，血清钠增高，血清蛋白也可以增高。

新生儿脱水热多发生在出生后的 2～4 天，热度一般在

38℃～40℃。小儿表现为烦燥不安，啼哭不止，但无其他感染中毒症状。脱水症状不一定明显，但可因脱水而体重下降，尿量减少。发热的高低和体重的减轻也不一定成比例。

　　新生儿脱水热的治疗主要是补充液体，喂温开水或5%～10%葡萄糖液，每2小时一次，每次10～30ml。口服液体困难时，可静脉补液，以5%葡萄糖液加入总量1/5的生理盐水。补充液体后，热度随即下降。

第 2 章

发病信号

疾病总会露马脚，练就慧眼早明了

🩺 小儿发热分为哪几期

在发热过程中，由于产热和散热这对矛盾不断发生变化，所以发热一般可分为四个阶段：

（1）前驱期：许多发热疾病可无此期症状。此期症状持续时间，根据发热疾病的具体情况而不同，主要表现：全身不适、疲倦乏力、腰背及四肢痛、头痛、食欲减退、精神不稳定、低热；有些发疹性疾病，在全身皮疹出现前，可有前驱疹，如麻疹前驱期时，口腔黏膜可出现费克氏斑。

（2）体温上升期：此期的特点是产热多而散热少，因此产热占优势，故体温升高。致热原进入机体后改变了体温调节中枢的兴奋性，使患者皮肤血管收缩，排汗减少，同时由于体内代谢增强，以及因寒冷感觉，而反射性地引起竖毛肌收缩，并使肌肉群收缩形成寒战等均可使产热增加。临床上表现为皮肤苍白、干燥、无汗、"鸡皮疙瘩"，触摸患儿皮肤有冷感；如发生寒战，预示将发生高热。幼儿在此情况下，可出现惊厥现象。在寒战期间，体温多在38℃以上，并多数在数小时内达到高热极期，如疟疾、大叶性肺炎、败血症、药物反应性发热等，以上为体温骤升者。体温渐升者，指发热初期为低热，数天内由低热逐渐上升达到高热者，称为渐升性发热。渐升者常有前驱症状，多数无寒战现象，但有时可感觉发冷，如不典型的伤寒。有的呈骤升性发热，这可能开始为低热被忽略所致。另外，波状热、肺结核等疾病的体温呈渐升性发热。

（3）高温持续期：此时体温已达高峰，本期的特点是散热过程开始增强，体温调节中枢不断加强调节作用。由于散热过程开始增强，患者体表皮肤血管扩张，呼吸加强，开始排汗等，使体温不再继续升高。但这时由于体内仍受致热物质的不断刺激，产热并未降低，所以此期产热和散热在新的基础上重新建立相对的平衡，使体温维持在一定的高水平上。临床上表现为皮肤潮红而灼热、呼吸加快加强、出汗等，此期出现高热可持续几小时（如疟疾）或数天（如肺炎），甚至数周以上（如伤寒）。

（4）体温下降期：本期的特点是散热过程占优势，体温恢复正常。由于机体的防御作用或采取了适当的治疗，使致热原在体内的作用逐渐消失或减弱，产热减少，同时通过体温调节中枢的调节，散热仍处于较高水平，患者体表皮肤血管扩张，大量出汗，散热加强，于是体温开始下降，产热和散热终于恢复正常的相对平衡状态。体温下降的方式，一般是渐退，即在几天之内体温逐渐恢复正常（如伤寒）；也有骤退的，即体温在十几小时或更短的时间内降到正常，甚至低于正常（如大叶性肺炎）。在体温下降时，由于大量出汗，丧失大量的体液，因此对于高热患者、小儿在使用退热药时，必须慎重，以防造成虚脱及其他并发症。

🩺 发热可分为哪几种类型

热型在诊断和鉴别诊断上有一定的临床意义。

（1）稽留热：稽留热体温常在39℃以上，昼夜间体温变动范围较小，一般上午体温较下午低，但24小时内变动不超过1℃，这种热型可持续数天或数周，退热可渐退或骤退。临床常见于大叶性肺炎、肠伤寒、斑疹伤寒、恙虫病等急性发热病的极期。

（2）弛张热：弛张热体温高低不等，昼夜之间体温波动范围较大，发热时体温可在39℃以上，24小时内体温差达1.5℃～2.0℃或更多，但最低温度仍在正常体温以上。临床常见于败血症、严重肺结核、脓毒血症、肝脓肿、支气管肺炎、亚急性细菌性心内膜炎、风湿热、肠伤寒、恶性组织细胞病等。

（3）间歇热：间歇热体温可突然高达39℃以上，先有恶寒或寒战，经几小时后体温恢复正常，大汗淋漓，以后间歇数小时或1～2日体温又突然升高，反复发作，如此高热与无热交替出现，称为间歇热。临床常见于疟疾，如间日疟或三日疟、化脓性局灶性感染、肾盂肾炎等。

（4）消耗热：消耗热体温波动范围比弛张热为显著，24小时内体温差在3℃~5℃。临床常见于败血症、重症活动性肺结核病等。

（5）回归热（再发热）：回归热是指体温突然升高可达39℃以上，持续数日后降至正常，经过若干时间又重新发热，持续数日以后，又下降至正常，即高热期与无热期各持续若干天，周期性互相交替出现，也称再发热。临床常见于鼠咬热，或在某些发热性疾病的基础上又合并其他发热病。

（6）波状热：体温在数天内逐渐上升至高峰，然后又逐渐下降至微热或常温，不久再发，体温曲线呈波浪式起伏，称为波状热。临床常见于布氏杆菌病、恶性淋巴瘤、胸膜炎、周期热等。

（7）颠倒热：早晨或上午体温较高，下午或傍晚较低，与一般的发热规律（早晨或上午体温较低，而下午或傍晚较高）相反，称为颠倒热。临床上常见于持久性败血症、绿脓杆菌性肺炎，偶可见于肺结核患者。颠倒热也有的白天不热，夜间高热者，如丝虫病。

（8）双峰热：高热体温曲线在24小时内有两次小波动，形成双峰，称为双峰热。临床常见于黑热病、恶性疟疾、大肠杆菌败血症、绿脓杆菌败血症等。

（9）双相热：第一次热程持续数天，然后经一至数天的解热期，又突然发生第二次热程，持续数天后完全解热，称为双相热。临床常见于某些病毒性感染，如脊髓灰质炎、淋巴细胞性脉胳丛脑膜炎、登革热、麻疹、天花、病毒性肝炎等。

（10）不规则热：发热无一定的规律，持续时间也不一定，称为不规则热。临床常见于流感、支气管肺炎、渗出性胸膜炎、亚急性细菌性心内膜炎、风湿热、恶性疟疾、肺结核；也可在疾病过程中有两种或两种以上的发热疾病合并存在时，如大叶性肺炎引起脓胸及败血症等并发症时，热型可由稽留热变为弛张热。另外，发热患者使用某些药物，如解热止痛药、肾上腺皮质激素类药物引起退热，可使原来的热型变为不规则热型。

小儿发热伴头痛见于哪些疾病

小儿发热的同时伴有头痛最常见的疾病是中枢神经系统感染，如各种脑膜炎、脑炎、脑脓肿等，也可见于颅内出血和颅内肿瘤。

小儿发热伴腹痛见于哪些疾病

发热伴有腹痛是儿科比较常见的临床表现。主要见于两大类疾病，一类是小儿急腹症，另一类是小儿胃肠道炎症。

急性阑尾炎是小儿最常见的急腹症。一般多以腹痛为最初表现，发热常在腹痛数小时后出现，开始体温不太高，随着阑尾病变的加重，体温可逐渐上升。腹部检查见右下腹固定性压痛，腹部肌肉紧张。化验检查末稍血白细胞升高。

急性肠梗阻在小儿时期也较多见。开始表现为阵发性腹部绞痛，伴有呕吐、不排便。继之则出现发热，体温随梗阻症状的加重而逐渐升高。腹部检查可发现压痛，或可触及肿块。通过腹部透视或立位平片可有助于诊断。

此外，小儿急性腹膜炎、急性胰腺炎、急性胆囊炎、肠穿孔等急腹症亦以腹痛和发热为主要表现。

小儿胃肠道炎症是临床的常见病，尤其多见于夏秋季节。小儿急性胃肠炎、细菌性痢疾等在临床都以发热和腹痛为主要表现，但同时可有腹泻、呕吐等症状。通过粪便化验检查可以确定诊断。

小儿发热伴呕吐见于哪些疾病

发热伴呕吐是小儿时期比较常见的临床症状，多见于中枢神经系统感染，也常见于消化系统疾病和一些急腹症。

小儿流行性脑脊髓膜炎和流行性乙型脑炎，在发病时都以发热为早期症状，多表现为持续性高热，体温常在39℃～40℃。在高热的同时，患儿会出现频繁呕吐，多为喷射状呕吐，并且很快出现抽搐、昏迷、意识障碍。

小儿急性胃肠炎、细菌性痢疾、急性食物中毒时，也会出现发热、呕吐症状。但这些胃肠感染性疾病一般发热程度不至于太高，而且发热持续时间不长，呕吐为非喷射状，吐出物为食物等胃内容物。

小儿一些急腹症，如急性肠梗阻、肠套叠、急性阑尾炎、急性胰腺炎等，一般在临床都有发热和呕吐。但这些急腹症除发热、呕吐症状以外，腹痛症状更为突出。一般通过查体及有关理化检查可以明确诊断。

小儿发热伴贫血见于哪些疾病

小儿持续发热，同时见面色苍白，口唇及结膜均苍白，家长一定要及时带孩子到医院去检查，以尽早明确诊断。

小儿发热伴贫血最常见的疾病是再生障碍性贫血。这是由于骨髓造血功能衰竭而导致的贫血，属于儿科较重的一种血液病。再生障碍性贫血的发病年龄以6～12岁学龄儿童居多，急性患儿病死率较高。再生障碍性贫血除有发热和贫血症状外，还可见皮肤黏膜出血点或紫斑，鼻腔、齿龈均容易出血，严重者可有颅内出血。化验检查血中红细胞、血红蛋白、血小板和白细胞均降低。

小儿溶血性贫血也常有发热症状。溶血性贫血是由于红细胞寿命缩短，破坏增多而造成的贫血，可由先天遗传而导致，也可由后天因素引起。溶血性贫血除有发热和贫血症状外，还可见到不同程度的黄疸，并多有肝、脾肿大。一般可以通过化验检查来确诊。

小儿营养缺乏性贫血在临床上也以贫血和发热为主要表现。这种疾病是由于营养缺乏及长期慢性感染所导致，多发生于6个月至2岁的婴幼儿。

小儿急性白血病在起病时多有不同程度的发热。同时由于骨髓被异常增生的白血病细胞所占据，红细胞系统受到抑制，所以也会出现贫血。小儿白血病除发热和贫血症状外，多伴有肝、脾及淋巴结肿大，并可见有皮肤黏膜出血或鼻衄、齿龈出血。化验检查末梢血中可发现幼稚细胞。

从以上列举的疾病可以看出，小儿发热伴贫血多见于比较严重的血液病，治疗难度比较大。家长如果发现您的孩子发热伴有贫血，一定要高度重视，尽早就诊，力求得到早期诊断和早期治疗。

🩺 小儿发热伴肝脾肿大见于哪些疾病

小儿发热伴肝脾肿大多见于病毒感染性疾病和一些传染病，也可见于小儿白血病等恶性增殖性疾病。儿科医生见到小儿发热时，应检查一下肝脾是否肿大，以避免一些重病被漏诊或误诊。

小儿病毒感染性疾病中，发热伴肝脾肿大的常见病有急性病毒性肝炎、传染性单核细胞增多症等。急性病毒性肝炎在开始发病时多首先出现发热症状，一般经过 5 ~ 10 天，患儿皮肤和巩膜开始出现黄疸，同时可见肝脾肿大。通过化验检查肝功能一般可以明确诊断。传染性单核细胞增多症是由 EB 病毒感染引起的疾病，一般起病较急，发热较高，伴有肝脾和淋巴结肿大。化验检查白细胞一般较高，末梢血涂片可发现较多的异型淋巴细胞。

小儿一些传染病在发热的同时，也常伴有肝脾肿大。如小儿伤寒、回归热、疟疾、黑热病等，常可见肝脏或脾脏肿大，也可见肝脾均肿大，小儿先天性巨细胞包涵体病、先天性梅毒和血吸虫病也可见发热及肝脾肿大。

小儿急性白血病一般发热和肝脾肿大的表现都比较突出，并可见全身淋巴结肿大。根据这些临床特点，结合末梢血检查、骨髓穿刺检查一般即可以确诊。另外，小儿恶性组织细胞病等也有发热和肝脾肿大等临床特点。

小儿发热伴淋巴结肿大见于哪些疾病

发热伴全身淋巴结肿大常见以下几种疾病。

（1）传染性单核细胞增多症：这是一种由 EB 病毒感染所致的急性传染性疾病。一般起病较急，多先有发热、咽喉肿痛等上呼吸道感染症状。不久即可出现淋巴结肿大，以两侧颈部对称性多发性淋巴结肿大最常见，也可见腹股沟和腋下淋巴结肿大。同时不少患儿可伴有肝、脾肿大，或见有皮疹。化验检查白细胞一般增高，异型淋巴细胞往往在 10% 以上。血清嗜异性凝集试验多为阳性。本病为自限性疾病，经适当治疗，在短时期内一般即可治愈。

（2）白血病：这是造血系统的恶性增殖性疾病，小儿时期以急性淋巴细胞性白血病居多。本病初起多主要表现为发热，继之可见全身淋巴结肿大，肝、脾肿大，同时可见贫血、出血等症状。末稍血涂片检查可发现幼稚淋巴细胞。这时，应及时进行骨髓穿刺检查，明确诊断，尽早进行化疗。

（3）恶性淋巴瘤：这是一种原发于淋巴结或其他淋巴组织的恶性肿瘤。主要表现为全身浅表淋巴结进行性肿大，可伴有发热。一般可通过骨髓检查、淋巴结活检、CT 扫描等检查确诊。治疗方法主要采用放疗和化疗。

此外，系统性红斑狼疮、恶性组织细胞病、组织细胞增生症 X 等疾病也常常可以见发热伴淋巴结肿大。

小儿发热伴皮肤黏膜出血见于哪些疾病

发热伴皮肤、黏膜出血主要见于感染性疾病和传染病，也见于血液病，其中常见的疾病有流行性出血热、钩端螺旋体病、败血症、亚急性细菌性心内膜炎、流行性脑脊髓膜炎、白血病、急性特发性血小板减少性紫癜、过敏性紫癜等。

在这些疾病中以流行性出血热、钩端螺旋体病、败血症、亚急性细菌性心内膜炎、流行性脑脊髓膜炎为更常见，这些疾病的主要鉴别点为：流行性出血热为针尖大小的出血点，多见于眼结膜、软腭、颈部和腋下，其他器官可有出血倾向，伴"三痛"、"醉酒"面容、眼结膜充血和水肿、并有低血压、少尿和后期的多尿。钩端螺旋体病为皮肤、黏膜大小不等的出血点，其他器官特别肺部有出血倾向，伴头痛，腓肠肌疼痛和压痛、眼结膜充血、肝肿大、黄疸和肾脏损害。败血症为细小出血点，可有小脓和其他各型皮疹，并有原发病灶和迁徙性病灶。亚急性细菌性心内膜炎为细小出血点，常成批发出，消失后又出现，常有风湿性心脏病或先天性心脏病的基础，病程中杂音不变异，可有栓塞现象。流行性脑脊髓膜炎出血点较大或为出血斑，可融合成小片或大片，早期即有意识障碍、抽搐和脑膜刺激症。

小儿发热伴结膜充血见于哪些疾病

对小儿来讲，上述情况最多见于皮肤黏膜淋巴结综合征及急性咽结膜热。但两者又有许多不同之处。皮肤黏膜淋巴结综合征以全身过敏性血管症为主要病变，似与变态反应有关。除发热、双侧结膜充血外，尚见唇红干裂、杨梅舌及口、咽部有弥漫性发红，躯干部多形性红斑，无水疱及结痂形成，急性非化脓性颈部淋巴结肿胀等，急性期可见手足硬性水肿，掌跖及指趾端红斑，恢复期于甲床皮肤移行处可见膜样脱皮。而急性咽结膜热其临床表现则较为单纯，除发热、结膜充血外，主要表现为咽炎，患儿多诉咽痛，该病多为腺病毒感染，其他如柯萨奇病毒亦可致病。

另外，临床在一些疹热病中如麻疹、风疹、猩红热等，亦可伴见发热及结膜炎等症，临床要注意观察其他伴发症，以免误诊。

小儿发热伴呼吸道卡他症状见于哪些疾病

上呼吸道卡他症状包括咳嗽、流涕、打喷嚏、鼻塞等上呼吸道症状，这是临床上常见的症状。引起发热伴上呼吸道卡他症状的疾病常见有普通感冒、流行性感冒、鼻白喉、咽结膜热、麻疹前驱期和百日咳卡他期等。此外，某些发热疾病，例如急性支气管炎、肺炎、急性病毒性肝炎、脊髓灰质炎、流行性脑脊髓膜炎、淋巴细胞性脉络丛脑膜炎、流行性出血热、钩端螺旋体病等，在其前驱期或初期有时也可出现一些上呼吸道卡他症状。因此在鉴别诊断时均需加以考虑，以免引起误诊。

普通感冒与流行性感冒之间，以及麻疹前驱期与咽结膜热之间，特别容易混淆。其鉴别特点为：普通感冒常呈散发性流行，发热和全身症状较轻，而上呼吸道卡他症状较重；流行性感冒常呈暴发性流行，发热和全身症状较重，而上呼吸道卡他症状较轻。麻疹多见于冬春两季，前驱期可见特征性的麻疹黏膜斑，主要分布在颊黏膜上，为细小的白色斑点，周围可有红晕围绕，麻疹黏膜斑的发现对麻疹的早期诊断有决定性意义；咽结膜热多见于夏季，无黏膜疹，一般也不出现皮疹，发热等全身症状较麻疹轻。

小儿发热伴咳喘见于哪些疾病

发热伴咳喘是小儿比较常见的临床症状，主要见于呼吸系统疾病，如小儿毛细支气管炎、喘息性支气管炎、支气管肺炎以及支气管哮喘等疾病。

毛细支气管炎多发生于婴儿，特别是6个月以内的婴儿多见。发热一般不太高，多表现为中度发热或低热，也有的小婴儿无明显的发热。本病喘息症状一般较为突出，开始多为持续性干咳，继之气急喘促，出现鼻翼扇动，发作性呼吸困难。肺部听诊可闻及高调喘鸣音，有时可听到细湿啰音。

喘息性支气管炎发病年龄以2岁以下小儿多见。发病时一般先有发热，体温多数在37.5℃～38.5℃，也有的患儿表现为高热。患儿多有咳嗽、喘促、气急、鼻扇、呼吸困难。听诊肺部喘鸣音、哮鸣音为主。

支气管肺炎是婴幼儿时期最常见的呼吸系统疾病。本病以发热、咳嗽、喘促为主要临床表现。发热高低不一，有的患儿仅表现为轻度发热，有的患儿则高热会持续数日。除发热外，患儿咳嗽、喘促症状也比较重。表现为频发的连续性阵咳，以后出现喘促、呼吸困难、鼻翼扇动、口唇周围发绀。听诊肺部可闻及干湿啰音。

支气管哮喘是一种变态反应性疾病。发作时主要表现为喘息症状，呼吸困难、鼻翼扇动、张口抬肩、不能平卧。患儿可伴轻度发热，有的患儿无发热，但哮喘并发感染时，就会体温升高。

对小儿发热伴咳喘症状的治疗，一般应针对病因采取治疗措施。同时采取必要的对症治疗。发热时用退热剂或物理降温，喘甚时可酌情应用氨茶碱等平喘药。

小儿发热伴皮肤黄疸见于哪些疾病

黄疸是疾病的一种症状，是由于血中胆红质浓度增高而引起。许多疾病都可引起血中胆红质浓度增高而产生黄疸。一般将黄疸分为四类：溶血性黄疸、肝细胞性黄疸、阻塞性黄疸和先天性黄疸。发热伴皮肤黄疸的疾病仅见于前三类，三类黄疸各有其特点。

溶血性黄疸：黄疸一般不深，血中游离胆红质（间接胆红质）增多为主。胆红质定性试验呈间接阳性，直接胆红质（即结合胆红质）与总胆红质之比小于0.2，尿液胆红质阳性，尿胆原增高，粪便尿胆原含量增加，并有贫血、造血骨髓增生、脾肿大、周围血液网织细胞增多和出现有核红细胞等溶血性贫血表现。

肝细胞性黄疸：血中游离胆红质和结合胆红质均增加。胆红质定性试验呈双相或直接阳性，直接胆红质与总胆红质之比大于0.4，尿液胆红质阳性，尿胆原增加，粪便尿胆原正常或减少，常有肝肿大和肝功能试验异常。

阻塞性黄疸：黄疸可以很深，血中结合胆红质增高，胆红质定性试验呈直接阳性，直接胆红质与总胆红质之比大于0.4（可达0.6）；尿液胆红质阳性，尿胆原缺乏或减少，粪便尿胆原含量减少或缺乏，血清总胆固醇、碱性磷酸酶增高，并可有皮肤瘙痒和粪色淡或呈陶土色。

肝细胞性黄疸而有发热的疾病主要见于急性病毒性肝炎、钩端螺旋体病、回归热、肝脓肿、原发性肝癌等；阻塞性黄疸而有发热的疾病多见于胆囊炎、胆石症、化脓性胆管炎、急性胰腺炎等；溶血性黄疸而有发热者见于各种先天和获得性溶血性贫血急性发作，其中主要有自体免疫性溶血性贫血、疟疾（特别是恶性疟疾）、败血症、黑尿热、血型不合所致溶血反应、蛇毒、药物反应、G-6-P-D缺乏症（蚕豆病）等。可根据病史、体征，有关化验检查进一步鉴别确诊。

小儿发热伴血尿见于哪些疾病

发热伴血尿主要见于泌尿系统疾病，如肾结核、急性膀胱炎、急性肾盂肾炎、急性肾小球肾炎等。也可见于其他全身性疾病如流行性出血热、钩端螺旋体病、亚急性细菌性心内膜炎、急性白血病、急性特发性血小板减少性紫癜、过敏性紫癜等。

小儿发热伴肾区疼痛见于哪些疾病

急性肾盂肾炎以小婴儿多见。其发热的热型不固定，高低不一。腰痛多为钝痛或酸痛，程度一般较短，肾区皮肤温度不增高，局部也无红肿热痛等表现，触痛和肋背角叩痛较轻。可有尿频、尿痛、尿急，小便不畅等膀胱刺激症状。尿液检查常有大量白细胞，偶有红细胞及少量管型，清洁中段尿培养菌落计数 $> 10^5/ml$ 有重要诊断意义。

肾周围炎或肾周围脓肿在小儿各年龄和性别均可发生。发热大多呈弛张型高热，腰痛常甚剧烈，肾区可有肿胀和皮肤温度增高，触痛和肋背角叩痛较显著，一般无膀胱刺激症状。小便常规检查无明显异常。肾周围脓肿时，超声波检查对诊断有重要意义。

在临床上见到小儿发热的同时伴有肾区疼痛时，一定要检查尿常规，以明确是否存在必尿系统感染。其次要根据情况进行肾脏 B 超等检查，以观察肾脏本身及周围的病变。

小儿发热伴休克见于哪些疾病

休克是指急性周围循环衰竭和微循环障碍导致组织灌流不良而产生的综合病征。

休克通常可分为感染性休克（或中毒性休克）、心源性休克、外伤性休克、低血容量性休克（包括出血性休克）、过敏性休克、神经源性休克等几大类。发热伴休克主要见于感染性休克这一类，亦可见于急性心肌梗死所致心源性休克以及其他各类休克的后一阶段或有并发感染的时候。休克的共同表现为面色苍白、发绀、皮肤花纹、四肢厥冷和潮湿、脉搏细速、呼吸增快、血压下降、尿量减少、静脉萎陷、意识障碍等。临床上发热伴休克的疾病多见于暴发型脑膜炎球菌败血症、休克型肺炎、暴发型细菌性痢疾、革兰阴性杆菌败血症、化脓性胆管炎、急性出血性肠炎、流行性出血热、急性心肌梗死等。

暴发型脑膜炎球菌败血症多见于冬、春季，早期即有意识障碍、头痛、呕吐、抽搐或脑膜刺激症状，皮肤有出血斑点，以后鼻唇部可有疱疹出现；休克型肺炎多见于冬、春季，有胸痛、铁锈色痰、气急和肺炎体征，以后鼻唇部亦可有疱疹出现；暴发型菌痢多见于夏、秋季，早期就出现昏迷，抽搐或呼吸衰竭，常有腹痛、腹泻和脓血便，如无腹泻，可作灌肠检查大便；革兰阴性杆菌败血症近期有胆道、尿道、肠道感染或手术史，可有皮肤、黏膜细小出血点和其他迁徙性病灶；化脓性胆管炎有胆道感染史，如胆道蛔虫症等；流行性出血热有"三痛"，"醉酒"面容，眼结膜充血、水肿，颈部、腋下和软腭针尖样出血点，其他器官也有出血倾向等症状。总之发热伴休克属急重症，关系患者生命安危，因此应根据其疾病特点及化验辅助检查等尽早作出诊断，及时治疗。

小儿发热伴昏迷见于哪些疾病

昏迷是临床上常见急症之一，以意识障碍、对外界刺激的反应减弱或消失为特征。

引起昏迷的病因很多，其中发热伴昏迷常见于中枢神经系统感染、中枢神经系统外严重感染（脑型疟疾、严重败血症、暴发型菌痢、中毒性肺炎等）、高温重症中暑、出血性疾病（包性白血病、急性特发性血小板减少性紫癜所致颅内出血）等。可根据以下特点对这些疾病进行鉴别。

中枢神经系统感染，如化脓性脑膜炎可有发热伴昏迷，此病多见于冬春季。乙型脑炎则多见于夏秋季，婴幼儿、儿童均可见，多先有高热继而昏迷。常有脑膜刺激征，伴有全身感染和中毒症状，可有呼吸循环衰竭，也常可伴有其他神经系统体征。脑脊液检查呈炎症改变。

中枢神经系统外严重感染，如脑型疟疾、暴发性菌痢多见于夏秋。中毒性肺炎多见于冬春。暴发性菌痢多见于小儿，其他严重感染各种年龄都可得病。发热与昏迷的关系也是先有高热，继有昏迷，但脑膜刺激征呈阴性，也可有全身感染和中毒症状，可有呼吸循环衰竭。脑脊液检查无特殊改变。

高温重症中暑，常于夏秋高热或烈日的环境中发病，小儿体弱者多见。发热与昏迷的关系是先有高热，后有昏迷。脑膜刺激征阴性，皮肤干燥，无汗，可有循环衰竭。脑脊液检查无特殊改变。

出血性疾病所致颅内出血如急性白血病和急性特发性血小板减少性紫癜，可发生于任何季节。以学龄儿多见。发热与昏迷的关系，以上两种疾病均可先有本病所致发热，继而昏迷。当昏迷出现后，热度可更升高，脑膜刺激征阴性，常伴有贫血、其他部位的出血现象、淋巴结肿大、肝脾肿大等。脑脊液检查可呈均匀血性改变。

以上各疾病还可根据其血常规及其他化验检查，病原菌检查确诊。

发热伴昏迷的病因中以中枢神经系统感染和中枢神经系统外严重感染为常见，对二者作出正确的鉴别十分重要。二者其主要鉴别点在于前者常伴有脑膜刺激征和其他神经系统体征。后者常无脑膜刺激征和其他神经系统体征。进一步的鉴别可作脑脊液检查，前者呈炎症改变，后者脑脊液可正常。

哪些疾病可引起发热伴神经系统症状

所有的化脓性细菌、结核杆菌、病毒和霉菌引起的中枢神经系统感染，均可引起发热伴神经系统症状，如头痛、呕吐、嗜睡、昏迷、惊厥等。在中枢神经系统感染性疾病中以流行性脑脊髓膜炎和其他化脓性脑膜炎、结核性脑膜炎、流行性乙型脑炎、脊髓灰质炎为常见。以下为这些疾病的主要鉴别点：

流行性脑脊髓膜炎：冬春多见，起病最急骤，皮肤有出血斑点，以后有疱疹出现。

肺炎球菌脑膜炎：冬春多见，起病较急，常有肺炎、中耳炎、副鼻窦炎、乳突炎等原发病灶，并有复发倾向。

流感杆菌脑膜炎：秋季多见，主要侵犯幼儿，起病较缓，常以呼吸道感染作为前驱症状，可出现中耳炎，肺炎，关节炎等迁徙性病灶。

葡萄球菌脑膜炎：夏季多见，起病略缓，可有各型皮疹，特别是小脓疱性瘀点更为特殊，并可有其它迁徙性病灶。

结核性脑膜炎：起病缓慢，出现脑膜炎之前常有一段时间的全身结核症状，可有中枢神经系统外结核病灶。

流行性乙型脑炎：有严格的季节性（集中在夏秋 7 ~ 9 月发病），脑膜刺激征不很明显，而嗜睡和椎体束征却很突出。

脊髓灰质炎：夏秋多见，主要侵犯小儿，起病略缓，有典型的双峰热，肌痛和感觉异常，继而出现肢体的驰缓性瘫痪，往往无昏迷、抽搐和脑膜刺激征。

哪些疾病可导致小儿长期低热

长期低热是指小儿体温在 37℃ ~ 37.4℃ 持续 2 周以上。导致小儿长期低热的疾病很多，概括起来，有因为器质性疾病而导致，也有因功能失调所致。

在小儿长期器质性低热中，以慢性感染最为常见。如小儿结核病、慢性肾盂肾炎、慢性鼻窦炎、某些寄生虫病等。这些都是由于感染因素而导致的低热，治疗应该针对引起感染的病原体采取相应的措施。还有一些非感染因素也可以导致小儿长期低热。如小儿贫血、恶性肿瘤、甲状腺功能亢进、系统性红斑狼疮、风湿热及类风湿病等。

对这些非感染原因而发生的低热，应该首先进行详细的检查，明确诊断，治疗引起低热的原发病。

小儿长期功能性低热的原因，可能与体温调节中枢功能紊乱或植物神经功能紊乱有关。这类低热的特点是早晨及上午体温高于午后及晚上，常常伴有多汗、乏力、食欲不振、烦躁等症状，但检查无异常体征，理化检查亦无异常所见。对小儿长期功能性低热的治疗目前西医尚缺乏有效的方法。中医治疗主要着眼于整体的调整，即调节人体阴阳之平衡，使体温恢复正常。

家长如果发现孩子有低热症状，一定要认真进行观察。每天给孩子测试多次体温，并做好记录，以便找出发热的规律，为诊断提供依据。同时，家长还应注意观察除低热以外的伴随症状，如饮食如何、二便情况、精神状态、是否出现过皮疹或紫斑等情况，并尽量及早请医生诊治。

医生对长期低热的孩子要认真进行体检，尤其应该注意扁桃体有无肿大，心脏听诊有无异常，肺部听诊是否有啰音，肝脾是否肿大，浅表淋巴结是否肿大等。并且根据家长主诉的症状及体检结果，进行有针对性的理化检查，如血常规、血沉、结核菌素试验、胸部 X 线摄片、心电图等，以便及早进行正确诊治。

哪些疾病在高热时可出现寒战

寒战大多发生在急性发热性疾病之前。感染性疾病的致病原，作用于机体引起发热时，患者全身发冷、起鸡皮疙瘩和颤抖，即肌肉不自主活动，此称为恶寒战栗，简称寒战。临床上常见以下疾病可引起寒战：

（1）急性细菌性感染：如脓胸、肺脓肿、丹毒、胆囊炎急性发作、门脉血栓性脉管炎、细菌性肝脓肿、骨髓炎等各种急性发热性疾病，均先寒战后高热，继而出现各种疾病特有的症状。

（2）大叶性肺炎：可先出现寒战，随之发生高热，体温呈稽留热型。胸痛、咳嗽、咯铁锈色痰等呼吸道症状，多在寒战和高热之后出现。个别患儿可无发热，甚至体温过低，此多见于休克型肺炎。

（3）支气管肺炎：发病急者可先出现寒战再出现发热，发病缓慢者可无寒战，此时发热多为渐升型。

（4）亚急性细菌性心内膜炎：在高热开始前可有寒战，并多次反复，在发生栓塞时此种现象更易出现。

感染性发热主要见于哪些疾病

感染性发热是临床上引起发热最常见的原因。病原体侵入人体产生病变后，一般均可引起发热。临床上主要见于以下感染性疾病。

（1）细菌性感染：化脓性扁桃体炎、中耳炎、淋巴结炎、副鼻窦炎、支气管炎、支气管肺炎、大叶性肺炎、流行性脑脊髓膜炎、各种化脓性脑膜炎、细菌性痢疾、伤寒、猩红热、百日咳、各种结核病、痈疖、脓肿、胆囊炎、肾盂肾炎、蜂窝组织炎、丹毒、布氏杆菌病、破伤风等。

（2）病毒性感染：流行性腮腺炎、风疹、麻疹、水痘、流行性感冒、呼吸道病毒感染、病毒性肝炎、脊髓灰质炎、其他肠道病毒感染、流行性乙型脑炎、传染性单核细胞增多症、流行性出血热等。

（3）原虫病：支原体肺炎、疟疾、阿米巴痢疾、阿米巴肝脓肿、黑热病等。

（4）螺旋体感染：如钩端螺旋体病、回归热等。

（5）蠕虫病：如急性血吸虫病、丝虫病、华支睾吸虫病、蠕虫蚴移行症等。

（6）立克次体病：如斑疹伤寒、恙虫病、Q热等。

非感染性发热主要由哪些原因引起

发热性疾病中，除感染因素外，非感染因素也占了一定的比例，主要见于以下原因：

（1）无菌性组织损伤及坏死产物性发热：如大手术后、骨折、大面积烧伤、X线照射后的机械、物理性损伤；脾破裂、消化道出血、血管阻塞引起的心、肝、脾等内脏梗死或肢体坏死；溶血性贫血、网状内皮细胞增生症、白血病、再生障碍性贫血及各种恶性肿瘤引起的组织坏死等。

（2）生物制剂或药物反应引起的发热：主要见于异种蛋白性发热，如注射马血清等；药物热，如磺胺类、巴比妥类、青霉素、碘酊等药物过敏；输血或输液的热原反应，以及各种预防接种疫苗等。

（3）产热、散热异常：如甲状腺功能亢进、惊厥及癫痫持续状态所致的产热过多，因广泛性瘢痕、广泛性皮炎、先天性汗腺缺乏症、鱼鳞癣或包盖过严（多见于小婴儿）所致的散热障碍及大量失血、失水引起脱水热等。

（4）中枢性发热：如中暑、安眠药中毒、脑出血、颅骨骨折、脑震荡等使体温调节中枢受损，某些植物神经功能紊乱所致的低热，以及婴儿体位中枢调节功能失常等。

（5）致热类固醇性发热：如周期热、肾上腺癌、慢性肝炎、肝硬化、原胆烷醇酮治疗肿瘤时的发热。

（6）其他：如免疫性疾病、红斑狼疮、风湿热、类风湿性关节炎、结节性动脉周围炎、皮肌炎可引起发热。某些少见病如眼口生殖器脂膜炎、肉芽肿疾病等均可引起发热。

幼儿急疹的发热有何特点

幼儿急疹是婴幼儿时期一种常见的病毒性出疹性疾病，主要见于 2 岁以内婴幼儿，尤其以一周岁以内婴儿患病多。

本病的临床特点是以突然高热起病，体温在数小时内可上升到 40℃或更高，持续高热 3 ~ 4 天后体温骤然下降，在体温下降的同时或稍后皮肤迅速出现淡红色斑丘疹，皮疹大多为分散性，全身各处均可见到，但面部及四肢远端皮疹较少。皮疹发出后 1 ~ 2 天便迅速消退，不留色素沉着，亦不脱屑。

幼儿急疹时发热虽然较高，但患儿精神状态好，全身症状轻，仅有轻度咽红，有时伴轻微咳嗽，无其他明显体征。但在突然高热时可能会发生惊厥，应该予以注意。在高热时可适当应用退热剂，并且要多饮水。一般不需要特殊治疗，无并发症者不必用抗生素。

小儿猩红热的发热特点

猩红热是由溶血性链球菌所致的急性呼吸道传染病。典型的猩红热一般起病很急，临床以发热、咽峡炎、病后 24 小时内出现弥漫性充血性皮疹为三大特征性表现。

猩红热发热的特点多为持续性高热，体温往往达 39℃ ~ 40℃。

在发热的同时伴有全身不适、头痛、食欲不振等症状。猩红热发热的原因是由于病原菌所产生的红疹毒素及其他产物经咽部丰富的血管侵入血流，从而引起了全身中毒症状。红疹毒素在引起高热等全身中毒症状的同时，又可引起皮肤血管充血并发疹。因此，猩红热病程中发热的高低和发热的持续时间，与猩红热皮疹的多寡及其消长情况是相一致的。也就是说，体温越高，发热时间越长，皮疹出现的越多。

对猩红热发热症状较重的患儿，可给予小剂量对乙酰氨基酚或阿司匹林降温，并注意补充液体。一般不采用乙醇擦浴等物理方法降温，以免损伤皮肤。

小儿患水痘时发热怎么办

　　水痘是一种传染性很强的出疹性传染病，多发生于婴幼儿和儿童。水痘的临床特点是皮肤和黏膜相继出现斑丘疹、水疱疹和结痂。

　　水痘在出疹前一般先有一些前驱期表现，常见的症状是发热，体温多为低热或中度发热，重症可见高热。发热 1 ~ 2 天皮肤成批出现斑丘疹，以后变成表浅的水疱疹。在出疹期，患儿可仍有发热，也有的患儿无发热表现。

　　小儿出水痘时发热怎么处理呢？首先要让孩子多饮水，这样既有利于毒素排泄，又有助于降温。如果体温在38℃以下，不必用退热剂。如果患儿持续高热，可给予小剂量退热剂，最好应用对乙酰氨基酚。近年有报道，水痘患儿应用阿司匹林，有增加瑞氏综合征发病的趋势，所以应该慎重使用。另外，对水痘患儿不宜采用乙醇浴、冰袋冷敷等物理方法降温，以免造成皮肤损伤，引起皮肤感染。可以给患儿煎服中药，选用公英、连翘、大青叶、板蓝根、紫草、野菊花等清热解毒之品。

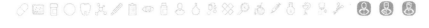

小儿伤寒会发热吗

伤寒是由伤寒杆菌引起的急性肠道传染病，一年四季都可以发病，但以夏秋季节发病多。

伤寒的起病大多数比较缓慢，发热往往是最早出现的症状。发热前可能有畏寒，接着体温逐日上升，大约至 5 ~ 7 天时达高峰，体温可在 39℃ ~ 40℃。约第 2 周开始，热度呈持续热型。第 10 ~ 14 天以后体温逐渐下降，渐至恢复正常。

小儿伤寒临床表现可能不太典型，发热时轻时重。随着年龄增长，临床经过逐渐接近成人伤寒。

伤寒高热期患儿常有厌食、乏力、腹胀等，并且可见肝、脾肿大，或见有皮疹。随着体温的恢复，这些症状就会随之消失。

治疗伤寒可选用喹诺酮类、头孢菌素类和磺胺类等药物。对伤寒患儿的高热，可酌情应用冰敷、乙醇擦浴等物理降温方法，一般不宜用大量退热剂，以免导致虚脱。

小儿百日咳会发热吗

百日咳是小儿时期比较常见的一种急性呼吸道传染病。本病由百日咳杆菌侵入呼吸道，引起呼吸道上皮细胞纤毛的麻痹和细胞的变性坏死所致。

百日咳的病程较长。初起症状和上呼吸道感染相似，先可有低热、咳嗽、喷嚏、流涕等其他症状。大约经过 2～3 天后热退，但咳嗽逐渐加剧，尤以夜间咳嗽加重。典型的百日咳特征是阵发性痉挛性咳嗽，咳嗽虽然剧烈，但患儿一般无发热表现，或仅有轻微发热。临床上，医生常把体温下降后咳嗽反而加重作为百日咳诊断的依据之一。

百日咳本身虽然没有发热表现，但如果出现支气管肺炎、百日咳脑病等合并症时，即会出现高热症状。因此，在百日咳病程中，如果发现患儿发热，尤其表现为持续高热时，应注意合并症的发生。

流行性腮腺炎会发热吗

流行性腮腺炎是小儿时期比较常见的一种传染病。本病由腮腺炎病毒所致，这种病毒主要经呼吸道侵入，播散至腮腺等部位，引起腮腺的非化脓性炎症。患儿主要表现为双侧或单侧腮腺弥漫性肿大疼痛。

流行性腮腺炎一般起病较急，初起多表现为发热、畏寒、烦躁、全身不适等症状，有的患儿初起可无发热等全身表现。继之出现腮腺肿大，一般肿胀以耳垂为中心，向周围蔓延，边缘不清。在腮腺肿大的同时，多数患儿体温仍然较高，发热的程度不定，多为中等度发热，可见有高热，也有的患儿表现为低热。一般发热的程度及持续时间的长短与腮腺肿大程度无直接关系。发热的持续时间也不一致，短则发热 1～2 天，长则发热 5～7 天，少数患儿发热甚至可持续 2 周。

小儿在患流行性腮腺炎时，常常可合并一些并发症。如病毒侵及脑膜，可引起脑膜脑炎。这时，患儿常表现为高热、头痛、嗜睡，甚至出现抽搐、昏迷。但一般体温不会长期持续升高，其他症状恢复也较快，总的来说预后是比较好的。如病毒侵及生殖腺，可发生睾丸炎或卵巢炎。这时，患儿可出现高热，睾丸或下腹两侧疼痛。

总的说来，流行性腮腺炎在前驱期可有发热，但发热不高，有的患儿体温正常。在腮腺肿大期多数患儿有发热表现，但发热程度不重，持续时间不定，以中等度发热多见。在出现脑膜脑炎、睾丸炎或卵巢炎时，往往会出现发热，有的热势较高。

流行性腮腺炎患儿发热，可给予小剂量退热剂，也可用物理降温法。在腮腺肿大且发热较重时，可以用干扰素治疗，有加快消肿、缩短热程的效果。

脊髓灰质炎的发热特点

脊髓灰质炎是由脊髓灰质病毒引起的急性传染病。本病多发于
1～5岁小儿，且临床以肌肉弛缓性麻痹为特点，故俗称"小儿麻
痹症"。

本病初起多以发热为主要表现，一般为低热或中度发热，伴有
全身不适、咽痛、咳嗽或呕吐、腹泻等症状。经1～4天后热势渐退，
其他症状亦随之消失。热退后1～6天，患儿体温可再次上升，即
所谓"双峰热"。同时出现中枢神经系统症状，烦躁或嗜睡，全身
肌肉疼痛，感觉过敏。高热持续3～6日或更久，体温开始逐渐下降，
在体温开始下降时出现肢体瘫痪，以后逐渐加重。一般体温降至正
常后，瘫痪亦停止进展。

脊髓灰质炎为什么会表现为双峰热型呢？这是因为病毒侵入人
体后，进入血液循环形成病毒血症，首先侵犯呼吸道、消化道等非
神经组织，引起发热等前驱症状。此时体内中和抗体产生，病毒被
清除，可使疾病停止发展，而不发生神经系统病变。如果感染病毒
量大，毒力强或机体免疫力差，则病毒可通过血脑屏障侵入中枢神
经系统，引起脊髓前角灰质炎，故再次出现发热，并可引起瘫痪。

脊髓灰质炎以双峰热为典型的临床特征，但有不少患儿在病程

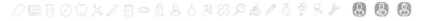

中并没有典型的双峰热表现。也有的患儿在第一次发热时，由于热势不高，其他症状也不明显，很容易被家长忽视，而直到第二次发热，同时出现中枢神经系统症状时，才被家长注意。

脊髓灰质炎在发热时，可以用物理或药物降温，以缓解症状。

疟疾的发热特点

疟疾是由疟原虫引起的寄生虫病，于夏秋季发病较多。在热带及亚热带地区一年四季都可以发病，并且容易流行。

典型的疟疾多呈周期性发作，表现为间歇性寒热发作。一般在发作时先有明显的寒战，全身发抖，面色苍白，口唇发绀，寒战持续约10分钟至2小时，接着体温迅速上升，常达40℃或更高，面色潮红，皮肤干热，烦躁不安，高热持续约2～6小时后，全身大汗淋漓，大汗后体温降至正常或正常以下。经过一段间歇期后，又开始重复上述间歇性定时寒战、高热发作。

婴幼儿疟疾发热多不规则，可表现为持续高热或体温忽高忽低，在发热前可以没有寒战表现，或仅有四肢发凉、面色苍白等症状。婴幼儿疟疾高热时往往容易发生惊厥。

治疗疟疾应采用抗疟原虫药物，如氯喹、奎宁、青蒿素等。

细菌性痢疾一定会发热吗

在夏秋季节，由于气候炎热，有利于苍蝇孳生和细菌繁殖，并且人们喜食生冷食物，所以很容易感染细菌性痢疾，尤其是儿童发病率最高。

细菌性痢疾是由痢疾杆菌等病原菌引起的肠道传染病。本病一般起病较急，多数患儿首先出现发热，以后出现腹泻、里急后重及黏液脓血便。由于患儿的体质不同，感染细菌的数量及致病力也不同，所以小儿细菌性痢疾在临床的轻重程度有很大差别。

普通型急性细菌性痢疾初起多有发热，并可伴有发冷寒战，继之出现腹泻等症状。本型菌痢一般热势不致于过高，并且发热持续时间也不太长。经一般抗感染治疗及对症治疗，体温会很快下降，腹泻也会很快得以控制。

中毒型急性细菌性痢疾起病急骤，病势凶险，刚一发病即表现为高热，体温可达40℃以上，并伴有全身中毒症状。可在短时间内出现休克、昏迷及抽搐，甚至发生呼吸衰竭。本型菌痢病情重，死亡率高，必须及时进行抢救治疗。由于体温过高，容易引起惊厥，加重脑缺氧及水肿，应积极用退热药和物理降温。如体温不降并伴有反复惊厥者，可采用亚冬眠疗法。

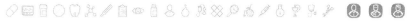

轻型急性细菌性痢疾一般全身症状和肠道症状均较轻，不发热或仅有轻微发热，腹泻症状亦不太重。经适当治疗很快即可好转。

慢性细菌性痢疾一般没有发热及其他全身症状，仅表现为长期反复腹泻等肠道症状。

总的说来，小儿细菌性痢疾多数有发热表现，但热势轻重不一，并且发热程度与病情的轻重是一致的。但并不可以认为细菌性痢疾一定具有发热症状，一般轻型菌痢和慢性菌痢常常没有发热。

流行性脑脊髓膜炎的发热特点

流行性脑脊髓膜炎就是人们习惯所称的"流脑"。流脑是由脑膜炎球菌所引起的一种化脓性脑膜炎，多发生于冬春季节，在儿童中发病率较高。

流脑的起病比较急，一般多以突然发生高热为特点，体温在一开始发病时就很高，一般在39℃~40℃，甚至更高，在高热时多伴有寒战。同时可伴有头痛，全身不适等症状。这时，因为主要症状是发热，而尚未出现其他特殊表现，所以无法作出明确诊断。在发热1~2天时，患儿可出现皮肤瘀斑和瘀点，头痛剧烈，频繁呕吐，有的患儿可出现抽搐。

暴发型流脑起病急骤，病势凶险，初起多有寒战高热，而有些严重患者则体温不升，很快出现休克或昏迷。

婴幼儿流脑一般临床症状不典型，有的可有低热，有的患儿表现为烦躁不安、尖声哭叫、囟门隆起等。

小儿流脑起病急，热势高，所以容易发生惊厥。因此，应该积极降温。一般可采用物理降温与药物降温相结合的方法。必要时可行亚冬眠疗法。同时要做好高热的护理，如尽量多饮水，饮食宜清淡，进食后清洁口腔，保持皮肤清洁干燥等。

流行性乙型脑炎的发热特点

流行性乙型脑炎就是人们通常所说的"乙脑"。乙脑是以脑实质炎症为主要病变的中枢神经系统急性传染病，是病毒性脑炎中病情最重，预后较差的一种疾病，该病死亡率较高，后遗症也比较多。

乙脑的病原体是乙脑病毒，本病通过蚊虫叮咬而传播，多在夏季秋流行。乙脑的起病较急，初起的首发症状是发热，一般均为高热，体温在 1 ~ 2 日内即达 39℃ ~ 40℃，高热往往可持续 7 ~ 10 天，重者甚至可达 3 周以上。由于高热、脑实质炎症及脑水肿，患儿可出现惊厥或抽搐、神志昏迷、频繁呕吐、意识障碍等症状。重型乙脑及暴发型乙脑在 1 ~ 2 日内体温即可高达 40℃以上，伴昏迷，反复或持续抽搐，并可出现呼吸衰竭及脑疝。

乙脑的发热程度与病情和预后有密切的关系。发热越高，热程越长，则病情越重，预后越差。此外，乙脑的病变若损及丘脑下部，还可以出现超高热等体温调节障碍。

高热、抽搐及呼吸衰竭是危及乙脑患儿生命的三种主要症状，且可互为因果，形成恶性循环。高热可增加耗氧量，加重脑水肿和神经细胞的损伤，从而使抽搐加重。而抽搐又加重缺氧，致呼吸衰竭和加重脑部病变。因此，对乙脑患儿的高热必须及时给予处理。

对乙脑患儿的持续性高热，有时退热剂的作用不大，可采用药物与物理降温相结合。一般应以物理降温为主，药物降温为辅。理想的要求是将体温控制在 39℃以下。具体降温方法可采用冷敷、乙醇擦浴、冷盐水灌肠等，同时应降低室温。婴幼儿可用安乃近滴鼻，但要防止过量退热剂致大量出汗而引起虚脱。高热伴抽搐者可用亚冬眠疗法，即以氯丙嗪与异丙嗪合用肌内注射。在降温的同时做好各方面的护理工作。

🔖 回归热的发热特点

回归热是一种特殊螺旋体引起的急性传染病。本病主要通过体虱及软蜱传染。由体虱传染者，发病多在冬春季，即流行性回归热。由蜱传染者，发病多在春夏季，为地方性回归热。

回归热的临床特征是阵发性高热，短期热退后呈无热间歇，数日后又反复发热，发作期与间歇期交替反复出现，因此称之为回归热。本病起病急骤，初起即表现为高热，体温可高达39℃～41℃，多呈稽留热，亦可表现为弛张热或间歇热，常伴有寒战。高热的同时尚有头痛、四肢肌肉及关节疼痛，皮肤干热，四肢及躯干可见出血性皮疹。有的患儿可见黄疸、肝脾肿大、结膜充血等。高热持续6～7天，体温骤然下降，大量汗出，随即转入间歇期。在间歇期阶段，其他症状也随之减退或消失。一般经过6～9天间歇后，再度高热，其他症状又随之出现。再次发热时症状渐轻，发热时间渐短，而间歇期延长。如此复发1～2次，有的可复发多次，逐渐好转，恢复正常。

回归热在高热时应给予物理降温，并给予高热量流质饮食，补充足量液体和电解质。在体温骤降之时，应注意防止虚脱的发生。

流行性出血热的发热特点

流行性出血热是以发热、出血为主要表现的一组急性病毒感染性疾病。本病系疫源性疾病，在山区、平原、森林、江河湖泊、低洼地带都有发生。婴幼儿很少患本病，儿童多见于 10 岁以上者。

流行性出血热起病较急，发热是本病的首发和必有的症状。体温可高达 39℃～40℃，热型以稽留热和弛张热多见，少数表现为不规则发热。热程多数为 3～7 天，有的可长达 10 天以上。一般体温越高，热程越长，则病情越重。多数患者在发热末期或热退的同时出现血压下降，持续约 1～3 天后，患者可出现肾脏损伤症状。

发热的程度对流行性出血热的病情和预后都有很大影响。轻型患者一般发热不太高，热程亦较短，热退后症状逐渐缓解。重症患者体温可达 40℃以上，且持续性高热不退，热退以后病情亦不会减轻，甚至反而加重。小儿流行性出血热一般全身中毒症状较成人轻，预后也较成人好。

流行性出血热在发热期应积极控制感染，改善中毒症状。高热最好采用物理降温的方法，不宜用强烈发汗退热药，以防大汗进一步丧失体液。同时尚应该积极补充血容量，以改善微循环。

🧑‍⚕️ 登革热的发热特点

登革热是由登革病毒所引起，由伊蚊所传播的一种急性传染病。本病在世界上的主要流行地区为东南亚、太平洋岛屿和加勒比海地区，在我国东南沿海地区有过流行，登革热的发病季节与雨季有关。在地方性流行区发病者多为儿童。

登革热的主要特征是突发高热，患儿在 24 小时内体温可高达 40℃。在高热的同时，有头痛、眼球后疼痛、全身肌肉疼痛、骨骼和关节疼痛等症状。有的患儿可伴有恶心、呕吐、腹痛、腹泻，并且可见颜面潮红、结合膜充血和浅表淋巴结肿大。

登革热的发热特点是突然高热，发热持续 5 ~ 7 天后骤然退热，热退后 1 ~ 2 天体温可再度升高，这种发热称为双峰热或马鞍热。除发热的突出症状外，患儿在病程中可出现麻疹样皮疹或猩红热样皮疹。有的患儿可出现牙龈出血、鼻衄、咯血、尿血、消化道出血等表现。有的患儿会出现肝、脾和淋巴结肿大。重型登革热甚至会发生消化道大出血和出血性休克。

对登革热的治疗首先应该设法降低体温。在高热时应先采用物理降温，可以用温水擦浴、乙醇擦浴、冰袋冷敷、冷盐水灌肠等方法。由于退热药物对有些患儿可能诱发溶血，所以应该谨慎使用。

对于高热和中毒症状严重的患儿可以短期使用小剂量肾上腺皮质激素。对高热大量出汗或腹泻而导致脱水的患儿，应该及时补充液体。有出血倾向者要给予安络血、止血敏等止血药物。

波浪热的发热特点

波浪热即是布鲁氏杆菌病，又称布氏杆菌病。临床以长期发热、出汗较多、关节肿痛、肝脾及淋巴结肿大为主要表现。

本病是一种人畜共患的传染病。一般是人通过与病畜牛、羊、猪接触，或食入病畜的乳、肉等而受传染。

本病之所以叫波浪热，是因为本病典型的体温曲线呈波浪热型。但临床呈典型波浪热型者其实仅占15%～22%。那么本病的发热还可以表现为怎样的热型呢？除波浪热型外，本病还可表现为长期弛张热、持续性低热及不规则发热等，也有的患儿呈稽留热型或无明显发热过程。

除发热外，本病还常伴见多汗、乏力、关节肿痛、呈游走性多发性大关节炎，肝脾淋巴结肿大等。此外本病尚可合并神经痛、睾丸炎、附睾炎、脑膜炎、骨髓炎、心内膜炎、心肌炎等病症。

对罹患本病的小儿，应加强护理，适当卧床休息，饮食应予营养丰富、易于消化之品。并嘱患儿多饮水。对急性期或慢性期急性发作的患儿，一般以抗菌药物治疗为主，常选用四环素合并链霉素，疗程一般为 3 周。此外亦可选用复方新诺明治疗本病。对急性期重症患者，在上述治疗同时，尚可短期给予肾上腺皮质激素。

黑热病的发热特点

黑热病是由黑热病原虫 – 杜氏利什曼原虫引起的一种传染病。临床以长期发热、肝脾肿大、贫血及白细胞减少为主要临床特征。这里就向大家简单谈谈本病发热的主要特点。

发热是本病最主要的症状之一，患儿通常表现为不规则发热，若发热较重还常伴见寒战，有时发热经几周可自然缓解，但以后又复发。本病发热的另一特点是，患儿在发热期间除乳幼儿常有烦躁不安外，急性病容多不明显，患儿精神尚好，但可渐见腹部膨大，身体亦渐消瘦。

除发热外，本病主要还表现为肝脾肿大，尤以脾脏肿大出现为早，且较明显。此外尚可见贫血，表现为血红蛋白、红细胞、白细胞和血小板均减少。病情严重者尚可出现口腔炎、坏死性齿龈炎、支气管炎、中耳炎、菌血症等并发症。

总之，本病虽以发热、肝脾肿大、贫血等为主要表现，但临床尚需与伤寒、疟疾、血吸虫病等相鉴别。若需明确诊断，除详细询问、观察其临床症状外，必须查到杜氏利什曼原虫，通常采用骨髓穿刺的方法，阳性率可达90%左右。

本病以五价锑剂为主要治疗，家长除让患儿接受正规治疗外，还应加强对患儿的护理，增加饮食营养，如蛋白质、维生素等，注意口腔卫生，以减少感染性并发症。

何谓鼠咬热

鼠咬热是由于被鼠咬伤后而引起的一种疾病。临床以发热为主要症状，同时被咬伤的部位局部症状亦较突出。

鼠咬热的病原体有两种。一种为小螺菌，亦称鼠咬热螺旋体，其所致的疾病为螺菌热；另一种为念珠状链杆菌，其所致的疾病为链杆菌热。小螺菌所致的鼠咬热潜伏期为1～4周，链杆菌所致的鼠咬热潜伏期为7～10天。

鼠咬热因人被鼠咬伤而得病。人被鼠咬伤后，并不会马上发病。经过一段潜伏期后，原来被鼠咬伤已愈合的伤口又出现红肿和疼痛，或出现水疱、坏死和溃疡，同时局部淋巴结肿大。全身症状表现为寒战、高热，发热呈间歇性，体温可达39℃～40℃。发热持续3～5天后热退，间隔1～2周后重复发热，发热时会出现各种形态的皮疹，伴有肌痛和关节疼痛。如此反复发作多次，症状一次比一次轻，体内产生抗体后自愈。

鼠咬热虽然比较少见，但也应该注意预防，灭鼠为最重要的预防措施。本病一旦发生，治疗应首选青霉素。一般情况下，只需肌内注射青霉素一次，就能有效地控制感染。但对感染时间较长的患儿，有时需要连续注射6～7日才能痊愈。对青霉素不敏感的患儿可以选用四环素或链霉素。

小儿病毒性肝炎会发热吗

人们往往见到孩子食欲不振、恶心、呕吐、厌油食等症状时，很容易想到是不是得了病毒性肝炎。的确，小儿病毒性肝炎一般多有这些症状。但是有些病例，特别是急性甲型肝炎患儿，在发病初期会首先出现发热、头痛、周身乏力，上呼吸道感染等症状。

病毒性肝炎是由肝炎病毒引起的，主要累及肝脏的全身性传染病。急性病毒性肝炎一般起病较急，在发病初期常表现为发热、乏力、食欲减退、恶心等症状，这时往往容易被诊断为上呼吸道感染。

经过 5 ~ 10 天，患儿发热逐渐减退，但尿色逐渐加深，皮肤和巩膜开始出现黄疸，同时可见肝脏肿大，有的患儿可见轻度脾肿大。化验检查血清天门冬氨酸转氨酶和丙氨酸转氨酶都有不同程度的升高，并且可检测出相应的病毒抗体。慢性病毒性肝炎主要见于乙型肝炎、丙型肝炎和丁型肝炎。慢性肝炎在临床主要表现是厌食、恶心、呕吐、腹泻等消化道症状，一般没有发热。

小儿急性病毒性肝炎初期为什么会出现发热呢？因为急性病毒性肝炎主要见于甲型肝炎。甲型肝炎病毒经口进入体内后，首先经肠道进入血液，引起病毒血症。由于病毒血症的影响，所以患儿首先表现为发热。在此期间，直至黄疸出现为止，患儿血液都有很强的传染性。大约经过一周，病毒进入肝脏，引起肝细胞损伤。

小儿急性病毒性肝炎初期，尤其在黄疸出现前，缺乏特异性临床表现，容易被漏诊。提醒家长，如果有肝炎接触史，患儿有发热及厌食、恶心等症状时，最好能及时到医院进行检查。医生如果发现患儿肝脏肿大，应做肝功能化验检查，以便及早诊断及治疗。

🔲 传染性单核细胞增多症的发热特点

传染性单核细胞增多症是一组以发热、咽峡炎、淋巴结和肝脾肿大、周围血中异型淋巴细胞增多为特征的急性传染病。本病多由EB病毒所致，在儿童中发病较多。

传染性单核细胞增多症在发病初期，多以发热为主要表现，且多表现为高热，体温常在38℃～39.5℃，重者可达40℃以上。发热常持续几天甚至两周以上，个别患儿可延续4～5周之久。发热时可伴有寒战、出汗、厌食等症状，继之出现咽喉肿痛、淋巴结及肝脾肿大，较小的儿童还可能会出现皮疹。

传染性单核细胞增多症的发热特点是热势高，发热持续时间长。在周围血中没有查到异型淋巴细胞之前，一般较难作出明确诊断。但是，根据本病的发热特点及其他症状和体征，考虑可能为传染性单核细胞增多症时，可通过反复查找异型淋巴细胞、特异性EB病毒抗体和嗜异凝集试验等检查作出诊断。

传染性单核细胞增多症是由EB病毒感染所致，目前尚无特异性治疗方法。对高热患儿可采用物理降温或药物降温，因本病发热持续时间较长，所以最好多种降温方法交替应用。中药治疗应采用清热解毒的方法，可选用金银花、连翘、板蓝根、大青叶、鱼腥草、黄芩、野菊花等。

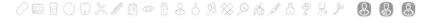

小儿结核病一定都有低热吗

小儿结核病是一种由结核杆菌引起的慢性传染病，一般初起多以发热为主要表现。发热为结核中毒的早期症状。

在小儿出现低热时，人们便首先想到的是结核病。那么，小儿结核病的发热一概都是低热吗？其实并不尽然。

小儿结核病中最常见的是原发性肺结核。原发性肺结核起病多缓慢，初起一般仅有低热、轻咳、食欲不振等轻度结核中毒症状。但也有急性起病者，表现为突然高热，体温达39℃～40℃，大约2～3周后转为低热，并有明显的结核中毒症状。

急性血行播散型肺结核多见于3岁以下的婴幼儿。多数起病较急，一般以突发高热为首先症状，伴有盗汗、食欲不振、咳嗽等。有的患儿持续高热不退或体温起伏不定，伴有明显的中毒症状，肝脾肿大。

结核性胸膜炎多表现为高热，约1～3周后转为低热，并伴有咳嗽、胸痛等症状。结核性脑膜炎起病多数较缓慢，表现为午后低热，伴有头痛、呕吐及脑膜刺激征。

结核性脑膜炎的发热特点

结核性脑膜炎是结核病中最严重的肺外结核病型，也是小儿结核病致死的主要原因。本病多数起病缓慢，其发热特点多表现为低热。在临床上除表现为一般结核中毒症状外，神经系统症状往往更为突出。

小儿结核性脑膜炎在病程早期一般多有低热，尤以午后低热明显。同时有食欲不振、消瘦等结核中毒症状。中期主要表现为头痛、呕吐、烦躁或嗜睡，此期有些患儿体温可见升高。晚期患儿进入昏迷状态，频繁出现抽搐，体温增高，有的患儿表现为弛张热。

婴儿结核性脑膜炎的起病和发热特点与年长儿有所不同。婴儿发病一般较急，可表现为急性高热，或以惊厥为首发症状。

扁桃腺炎发热有何特点

扁桃腺炎是小儿非常常见的一种呼吸道疾病。临床可分急性扁桃腺炎及慢性扁桃腺炎。除咽痛不适及扁桃体肿大、充血甚至有脓性分泌物外，本病常可出现发热，但根据不同的发病情况，患儿可表现出不同的发热形式。

如急性扁桃腺炎，尤其在有脓性分泌物的情况下，小儿多数表现为高热，并且咽痛较剧，全身感染中毒症状也较明显。而慢性扁桃体炎，患儿可能无明显自觉症状，即使发热，亦多表现为低热。但此时千万不能因为患儿症状不多而掉以轻心，因为慢性扁桃腺炎可能引发身体很多器官的疾病及不良反应，如风湿热、肾炎、中耳炎、颈淋巴结炎等，还可因反复的炎症引起扁桃体增生肥大，影响患儿呼吸、语调及睡眠等。

小儿支气管炎会发热吗

支气管炎是小儿呼吸系统最常见的一种疾病，尤其在冬季发病更多。支气管炎是指支气管黏膜发生炎症，常与支气管同时受累。本病常继发于上呼吸道感染以及麻疹、百日咳等急性传染病。

支气管炎起病可急可缓，开始多数患儿先有上呼吸道感染症状，以后逐渐开始咳嗽，并且逐渐加重。发热可有可无，并且体温高低也不一致，没有固定的热型，既使发热一般2～4天就会退热，不会长时间持续发热。

如果家长发现孩子患支气管炎时，咳嗽逐渐加重，体温持续升高，应该及时到医院就诊，通过医生的听诊及胸部 X 线拍片以明确是否患了肺炎。因为小儿患支气管炎时，如果炎症没有及时控制，炎症向下蔓延，可能会导致肺炎。

小儿患支气管炎时，如果发热不高，一般不需要积极降温，可以让患儿多饮开水，这样既有利于降温，又有助于排痰。

小儿腹泻为何常伴发热

小儿，尤其是婴幼儿因其胃肠道发育不够成熟，免疫功能不够完善，故而易使各种致病微生物侵袭消化道。这些微生物在造成小儿腹泻的同时，还可引起全身性的感染中毒症状，所以临床常伴见发热、乏力、烦躁不安，甚至意识障碍等。其中发热可见于腹泻中，亦可出现于腹泻前。

小儿腹泻伴见发热的另一重要因素是因脱水引起发热。由于小儿各系统功能未臻完善，调节功能较差，所以当小儿大便质稀，水分较多，甚至呈水样便，体内水分损失明显时，患儿可因有效循环量减少，散热障碍而致体温升高。这时，除发热外，临床常伴见皮肤黏膜干燥或弹性差，眼窝及前囟凹陷，哭时泪少，尿量减少，甚至无泪、无尿、精神萎靡，乃至昏迷等脱水征象。

总之，小儿腹泻伴见发热的常见原因有二，一为致病微生物引起感染中毒症状出现发热，二为脱水导致体温升高。

小儿腹泻若伴见高热，里急后重（小婴儿表现为排便前哭闹），大便混有脓血，应警惕细菌性痢疾。若腹泻不止并伴高热，频繁呕吐，渐出现血便，应警惕婴儿出血性肠炎。出现这两种情况时，一定要及时诊治，以免贻误病情。

小儿发热时手足出疹是什么病

有的孩子发热时手足突然出现皮疹，尤其手足心皮疹明显。这是什么病呢？这种病称作手足口综合征，人们习惯称"手足口病"。

手足口病主要发生于儿童，以1～4岁小儿发病率最高。这种病是由病毒感染引起的，大约每隔2～3年流行一次，多为集体发生，也有时呈大流行。

本病多发生于夏季，初起主要症状是发热，体温一般在38℃～39℃，伴有咽痛、不欲饮食等症状，很像是夏季感冒。发热2～3天后，患儿开始拒乳、流口水，这时会发现孩子口腔黏膜出现小疱疹和溃疡。与此同时或稍后几天，便可发现患儿手足皮肤出现特异性皮疹。

手足口病的皮疹有两种基本形态，一种为水疱疹型，手掌和足趾部位疱疹较多，疱疹数量多少不一，伴有痒感，大约3～7天皮疹消退。另一种为丘疹型，常见于手足背和肘膝关节侧面，有时臀部也可见皮疹。

目前对手足口病尚无特异的治疗方法，临床主要是对症治疗。发热时可以用温水擦浴等物理降温，也可以给予安乃近滴鼻或口服退热剂等。口腔疱疹可用盐水擦拭口腔，外用西瓜霜喷剂或双料喉风散。手足疱疹可以外涂龙胆紫，手足丘疹可以外涂芦甘石洗剂等药。

中药治疗手足口病有较好的疗效。主要采用清热解毒的治法，常用药有桑叶、野菊花、芦根、薄荷、双花、连翘、板蓝根、大青叶、黄芩等。中药治疗既可以退热，又可使皮疹及口腔疱疹及早消退。

小儿白血病一定会发热吗

小儿急性白血病的特点是起病急，发病初期多数患儿都会出现不同程度的发热，热型多为不规则发热。小儿白血病的发热特点是发热程度比较高，发热持续时间比较长，而且一般都找不到明显的感染灶。在发热的同时，患儿可出现皮肤出血点，有的患儿可出现贫血，有的患儿可出现骨及关节疼痛。医生在查体时会发现肝、脾肿大和淋巴结肿大。对原因不明的发热伴有这些临床症状和体征的患儿，医生一定要检查患儿的末梢血象，尤其要注意白细胞的数量

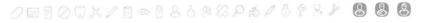

和形状变化，如果发现白细胞的数量和形态异常，要进行骨髓穿刺检查。

发热是小儿急性白血病发病时的早期症状，但并不是所有的小儿白血病都以发热作为首发症状。有的白血病患儿开始并不发热，而表现为皮肤紫斑或出血点，也有的表现为贫血，还有的患儿则一发病就表现为骨及关节疼痛。临床上对没有发热的白血病患儿往往容易被忽视而误诊。

小儿白血病在治疗过程中也时常会出现发热。这种发热多半是由于感染引起的。因为小儿白血病的治疗方法目前主要采用化疗。化疗药物有抑制机体免疫功能和抑制骨髓造血的副作用。因此在化疗过程中由于白细胞大量减少，免疫功能极度低下，患儿容易受到各种病原微生物的侵袭而发生感染，由此引起发热。

小儿慢性白血病在发病初期或病程中也常会出现发热。

小儿风湿热会发热吗

风湿热是由于 A 组 B 溶血性链球菌感染引起的免疫反应。好发于 6～15 岁的学龄儿童，虽然近年来其发病率有下降趋势，但仍是儿科较常见的、且对小儿健康有较大危害的疾病之一。

虽然大多数风湿热的患儿都会出现发热症状，但发热并不是风湿热的主要表现，诊断一个小儿是否患有风湿热应主要依据其是否患有心脏炎、关节炎、舞蹈病，有无皮下小结节或环形红斑，其次再观察其有无发热、关节痛，检查有无血沉增速、C反应蛋白阳性或白细胞增多，心电图有无 P-R 间期延长等。

患有风湿热的小儿，大多数伴见持续性的低热，可持续 3 ~ 4 周，少数亦可见短期高热，除发热外，常伴发精神不振、乏力、面色苍白、鼻衄、腹痛等症。

由此可知，发热并不是风湿热主要的、特异性的症状表现，所以临床不能仅根据这一症状贸然作出诊断。而应依靠综合临床表现作出判断，其中前述主要观察指标更具临床诊断意义。

小儿风湿热出现发热时，临床应注意其他症状表现，注意与其他慢性感染性疾病及结核病等相鉴别。此外，临床亦不能误将链球菌感染后综合征诊断为风湿热，本综合征虽亦可见低热、关节痛等，但心脏听诊无明显杂音，经合理用药治疗后，不会复发，预后良好。

过敏性紫癜伴发热需注意什么

首先，我们要大家知道，对患本病的小儿应加强护理，尽量避免感染，以减少复发因素。其次，对反复发热的小儿应认真体检，观察其有无感染病灶，如鼻窦炎、扁桃腺炎、龋齿等，并进行彻底抗炎治疗。通常可给予青霉素或红霉素类药物。中药则可酌情选用清热利湿解毒之品。如黄芩、双花、连翘、板蓝根、大青叶、黄柏、苍术、牛膝之类。再者，若确认为慢性扁桃腺炎，在病情稳定后应考虑扁桃体切除。

除积极寻找发热原因外，在本病出现发热时，还应及时处理，如抗炎、退热降温等，此外应向家长交待病情，对发热期间或热退后可能出现的病情反复向家长做以解释，并采取积极措施治疗。

化脓性脑膜炎的发热特点

化脓性脑膜炎是由各种化脓菌所引起的脑膜炎症。由于小儿机体抵抗力比较弱，血脑屏障发育尚未完善，所以细菌容易侵入，引起脑膜的化脓性炎症。

各种化脓性脑膜炎的临床表现大致相仿。在儿童期一般起病较急，先出现发热，体温多数很高，同时有头痛、呕吐、精神萎靡等症状。重者可能迅速出现昏迷、惊厥，甚至发生休克。婴幼儿起病一般缺乏典型症状，但多数患儿都有发热，前囟饱满。新生儿及幼小婴儿由于机体的反应性比较低，体温常常不升高，但表现有嗜睡、拒食、不哭、呼吸不规则等症状。

由于小儿各年龄期对疾病的反应不同，临床特点也有所不同，临床上应该注意。对发热伴有神经系统症状，如头痛、呕吐、意识障碍的患儿，应注意化脓性脑膜炎的可能。

小儿颅内肿瘤为何会发热

颅内肿瘤在小儿发病率比较高，发病年龄以 5 ~ 8 岁居多。肿瘤的类型与年龄、性别等因素有一定关系。小儿颅内肿瘤的组织类型以胶质瘤最多见，其次为髓母细胞瘤、颅咽管瘤和室管膜瘤。

小儿颅内肿瘤的临床表现与成人有许多不同之处。在发病初期，多以呕吐和头痛为主要表现，同时多数伴有视力减退。小儿颅内肿瘤的一个重要特点是在病程中发热。颅内肿瘤为什么会发热呢？因为小儿的颅内肿瘤在临床上的恶性居多。恶性肿瘤常常会引起出血、坏死和瘤细胞脱落。出血和坏死组织以及脱落的瘤细胞可以进入脑脊液，同时由于肿瘤的影响，使体温调节中枢不稳定，这两项原因是小儿颅内肿瘤发热的主要影响因素。

对颅内肿瘤所致的发热一定要积极采取适宜的治疗措施，治疗原发病。对热势较高的患儿最好采用物理降温的方法治疗。

小儿高热惊厥有什么特点

任何颅外感染所致的突发高热，均可引起小儿惊厥，故高热惊厥为婴幼儿时期最常见的惊厥原因。其发病率约2%～8%。具有显著的遗传倾向。其发病机制至今尚未完全明了。可能主要由于婴幼儿的大脑发育尚未完善，分析鉴别及抑制能力较差，一个较弱的刺激也能在大脑引起强烈的兴奋与扩散，导致神经细胞异常放电，因而发生惊厥。祖国医学认为幼儿系"纯阳之体，患受诸邪，生热甚速，热极生风"。

典型的高热惊厥多见于6个月至3岁小儿，6岁以后罕见。患儿一般体质较好（纯阳之体），多于病初体温骤升时出现惊厥（生热甚速，热极生风），以上呼吸道感染时多见。惊厥一般呈全身性发作，次数少、时间短、恢复快，一般持续数秒至几分钟，很少超过15分钟，惊厥停止后神志即可恢复正常。不伴有中枢神经系统器质性疾病，也查不出神经系统异常体征，预后良好。但自此以后，30%～50%的患儿以后发热时亦易出现惊厥，一般到学龄期不再发生。在同一疾病过程中，很少发作两次以上。若高热不退，反复惊厥或持续惊厥不止，应注意排除中枢神经系统或其他系统的严重疾病。

何谓热性惊厥和无热惊厥

热性惊厥是小儿时期较常见的中枢神经系统功能异常的紧急症状，在婴幼儿更为多见，好发年龄为 6 个月至 5 岁，以 9 个月至 20 个月为高峰，其发病率为 2%～4%，在欧美为 2%～5%。热性惊厥大多由于各种感染性疾病引起，以上呼吸道感染最为多见，其发作的典型临床表现是：意识突然丧失，多伴有双眼球上翻，凝视或斜视，面肌或四肢肌肉强直，痉挛或不停地抽动。发作时间可由数秒至几分钟，有时反复发作，甚至呈持续状态。而每次惊厥均有脑细胞功能紊乱，引起细胞异常放电，加之惊厥过程中有不同程度的缺氧状态，因此对中枢神经系统造成一定的损害，严重的热性惊厥可遗留神经系统的后遗症。

无热惊厥常见于代谢性疾病、营养障碍性疾病（如氨基酸代谢性疾病、苯丙酮尿症、低钙、低钠、高钠、低钾、低血糖、维生素 B_6 依赖症）、各种中毒性脑病、中枢神经系统病变（先天畸形、外伤等）、癔病、癫痫等。此类疾病通常不发热，但有时因惊厥时间较长，也可以引起体温升高。此时发热为惊厥的后果而不是原因，一般通过详细的询问病史，寻找疾病的原发灶和病因后，热性惊厥和无热惊厥不难鉴别。

小儿急性阑尾炎发热有何特点

小儿急性阑尾炎一般起病初期即表现出低热，以后体温随病情发展可很快升至 38℃ ～ 39℃，如阑尾穿孔并发腹膜炎则可出现持续高热，精神不振等症。除发热外，小儿急性阑尾炎主要的临床表现及体征是急性腹痛，伴恶心呕吐，持续 6 小时以上，初期见脐周及上腹部痛，以后转移至右下腹。腹部查体，可见局限性右下腹固定压痛。

发热虽不是本病的诊断主要依据，但却是本病的主要症状之一，且是本病判断预后，决定治疗方法的一个参考指标。小儿罹患本病后，若发热及感染中毒症状不显著，对单纯阑尾炎可先采用保守治疗，而若在保守治疗过程中，体温上升，压痛范围扩大，则需手术治疗。

小儿发热伴耳痛是什么病

急性中耳炎多见于婴幼儿，因小儿的咽鼓管较短，且位置低平，在平卧喂乳时，易反胃呛咳，致带菌的分泌物侵入咽鼓管。此外，小儿防御能力较低，故在罹患上呼吸道感染及一些疹热病时，或小儿本身有贫血、营养不良时，亦易致一些化脓性病菌如肺炎球菌、链球菌等侵入耳道，引发本病。

本病发生时，除见发热外，患儿耳痛较为明显，小婴儿可能不会表述疼痛，但会出现哭闹不安，用手抓耳等症状，待鼓膜穿孔流脓之后，体温就会下降，耳痛也会有所缓解。

因本病若不及时处理，可能并发急性乳突炎，甚至并发急性化脓性脑膜炎，所以临床若见小儿出现发热、耳痛，应予及时诊断，及时治疗，以免贻误病情，引起严重并发症，或迁延为慢性。

另外，还要提醒大家一点，婴儿患本病，除发热、耳痛等症，还常伴腹泻、呕吐、甚至严重脱水等，此时常因明显的消化系统症状而忽略了耳部症状。所以临床如遇重症婴儿腹泻者不要忘记检查鼓膜，注意鼓膜有无充血、耳道有无脓性分泌物。

第 3 章

诊断须知

确诊病症下对药，必要检查不可少

如何给孩子测体温

在测体温前，首先要看一看体温计的水银线是否在 35℃ 以下，如果超过这个刻度，就应轻轻甩几下，使水银线降至 35℃ 以下。使用腋下表时，要先将腋窝皮肤的汗擦干，然后将体温计水银头部放置于腋窝中间，使上臂紧贴于胸壁，使体温计夹紧，测试时间不能少于 5 分钟。看体温表数字时，要横持体温表缓缓转动，取与眼等高的水平线位置看水银柱所至的温度刻度。

使用口表测温时，口表应在舌下留置 3 分钟。婴幼儿不宜使用口表，以免因哭闹咬破口表而发生意外。使用肛表时，先将体温计的水银头端涂一点甘油或其他油类，使之润滑，然后慢慢插入肛门 4 ~ 5cm，留置 3 分钟后取出。测时要用手扶住体温表，防止破碎而刺伤小儿肛门。

体温表用后要用乙醇消毒，以备下次使用。

测体温时要注意什么

测量体温的方法不同，反映体温的数值亦有差异。一般体温计安放的部位有三处，通常所谓体温是指口腔内舌下所测的温度（称为口温），测量方法较简单，但对有口腔炎症性病变、张口呼吸、烦躁不合作、体弱衰竭或于测温前吃过热食、喝过热饮料的患者，则测量口温就不妥或不够准确。对于昏迷、抽搐的患者更有被咬断体温计的危险。此外口温还受外界环境温度的影响，如刚从寒冷的环境中进入而立即测口温，则所测之数值可偏低。若将体温计置于腋窝测量体温（称为腋温），方法简便，不受饮水、进食、张口呼吸、不合作等影响，但是可受到出汗及环境温度等因素的影响，而使所测之体温不准确，如在寒冷环境中腋温可偏低，所以必要时应由肛门测量体温（称为肛温），则比较准确可靠。一般肛门温度较口腔温度稍高，而腋下温度则较口腔温度稍低（相差约0.3℃～0.5℃）。测量体温时体温计放置的时间长短也有一定的关系，时间太短，所测得的体温值可偏低，一般须测5分钟以上。

小儿短期高热应做哪些化验检查

白细胞计数与分类是小儿发热时最基本的一项检查。因为白细胞是人体的重要防御系统，不同的病原微生物侵入人体后，血中相应的白细胞数量就会发生变化。如白细胞总数增高，中性粒细胞增多，常提高细菌感染的可能性。如白细胞总数不增高，淋巴细胞相对增多，常提高病毒感染的可能性。

血沉和 C 反应蛋白检查对发热性疾病的诊断很有参考价值。血沉增快，C 反应蛋白阳性，多见于细菌性感染、病毒性感染、结缔组织病及恶性肿瘤等。

对小儿高热伴有腹痛、腹泻、恶心、呕吐等消化道症状时，要检查大便常规，必要时要做便培养，同时还要进行肝功能检查。对小儿发热伴有尿频、尿急、排尿痛、血尿等泌尿系统症状时，要检查尿常规，如尿中有较多白细胞可能为泌尿系感染。对小儿高热伴有头痛、呕吐、抽搐、意识障碍等中枢神经系统症状时，要进行脑脊液检查。对小儿高热伴有贫血、肝脾和淋巴结肿大等症状时，要进行骨髓穿刺检查。

此外，如果怀疑是肠伤寒，应该检查肥达氏反应。如果怀疑支原体肺炎，应检查血清冷凝集反应。如果怀疑传染性单核细胞增多症，应该做血清嗜异性凝集试验。这些检查对疾病的诊断有重要的临床意义。

小儿长期发热应做哪些化验检查

小儿发热持续 2 周以上称为长期发热。小儿长期发热的原因比较复杂，概括起来主要有三方面原因，即感染、结缔组织病和肿瘤。

感染是小儿长期发热最常见的原因。对疑似感染的发热，一定要注意寻找病原体。血培养是小儿长期高热的一项基本检查，对小儿感染性发热的诊断、致病菌的判定有重要的临床意义。血培养最好在患儿恶寒、高热时采血，这样可以提高血培养的阳性率。如果一次血培养阴性，不能否认败血症或菌血症的可能性。对呼吸道感染要做咽分泌物培养和痰培养。对怀疑泌尿系感染要做中段尿培养。对这些细菌培养都应该反复多次进行，这样才能准确地反映感染情况。

结缔组织病的临床特点是器官受累广泛，临床症状多样，在发病初期一般都有发热，而其他典型的症状出现较晚，化验检查一般应先查简单项目，如周围血象、尿常规、血沉、C反应蛋白、抗链球菌溶血素"O"等。待其他临床特征出现后，再有针对性地进行检查。

小儿肿瘤是否发热取决于肿瘤的性质、部位、范围和浸润情况。对怀疑肿瘤所致的发热，应该先检查血常规，一般恶性肿瘤常见贫血，白血病时末稍血中可发现幼稚细胞。肿瘤患者血沉常增快，白蛋白多减少。对怀疑白血病、何杰金氏病、淋巴肉瘤的患儿，要及时做骨髓穿刺检查。此外，不同种类的X线检查、超声检查等对诊断均有助益。

发热患儿什么情况下需要做腰椎穿刺检查

当小儿因某些疾病引起发热时，为明确诊断，有时需要做腰椎穿刺检查。那么什么情况下应该做此项检查，做这样的检查对小儿是否有危险或不良反应呢？这里就向大家简单谈谈这些问题。

由于小儿发热可见于各个系统疾病，所以是否需要做腰椎穿刺检查，还应靠发热的伴随症状来判断。通常当小儿出现发热伴脑膜刺激征时，发热伴惊厥或昏迷时，发热伴婴儿前囟饱满时，以及婴儿发热伴哭声尖叫或眼神发呆时，均可考虑做腰椎穿刺检查。其目的在于通过脑脊液的变化，结合临床症状、体征，及时明确诊断。尤其是确认有无中枢神经系统感染存在。

很多家长一提"腰穿"便十分畏惧，认为这是"抽脊髓"，对小儿身体损害明显，其实这完全是误解。腰椎穿刺检查是儿科很常用的一种诊断性穿刺。医生会按规定在腰椎间选择安全的部位进行穿刺，而且一般检查仅需要脑脊液 1 ~ 2ml，绝对不会给小儿的身体造成什么不良影响。反之，小儿发热若确由中枢神经系统感染引起，则需迅速确立诊断，以争取治疗时机。而此时腰椎穿刺检查观察脑脊液变化是重要诊断依据之一，所以切不可因为惧怕检查而延误病情。

当然，若小儿发热伴明显颅内压增高时，做腰椎穿刺检查一定要非常谨慎，以免引起脑疝。此外，家长还应了解，当小儿做完该项检查后，应除去枕头，平卧 2～4 小时。

小儿发热为何要检查血中白细胞

因为白细胞是人体的重要防御系统，各种病原微生物侵入人体后，血中的白细胞就会积极地去参与战斗，这时血液中的白细胞数量就会发生变化。因此，检查血中白细胞的变化是诊断疾病的重要手段。

白细胞不是单一形态的细胞。根据形态和功能的不同，白细胞可以分成中性粒细胞、嗜酸粒细胞、嗜碱粒细胞、淋巴细胞及单核细胞五种。中性粒细胞和单核细胞有很强的吞噬作用，它们能吞噬细菌等微生物。淋巴细胞也能通过产生抗体等方式对侵入体内的异物发挥作用。嗜酸粒细胞则与人体对寄生虫的反应有关。总之，不同白细胞的具体作用虽然不同，但作用的主要方向是一致的，都是消灭侵入人体的异物。

不同的病原微生物侵入人体后，血中相应的白细胞数量就会发生变化。如各种急性细菌感染常引起中性粒细胞百分比升高及白细胞总数增多；病毒感染则淋巴细胞会相应增多，有的时候还会出现异型淋巴细胞，而白细胞总数无明显增高或者反而降低。

小儿发热为何要检查血沉

血沉为小儿长期发热的一项常规检查项目，血沉的检查虽然没有特异性，但对一些结缔组织病、结核病、潜在性肿瘤等疾病的诊断上，很有参考价值。

小儿风湿热、幼年型类风湿病等结缔组织病，在活动期发热的同时，血沉多明显增快；而在病情逐渐好转及趋于静止时，血沉多见减慢或恢复正常。

小儿结核病活动期血沉也可加快。经抗结核治疗后，血沉可以逐渐下降。

一些潜在性肿瘤，临床尚未出现典型表现时，可见有长期低热，血沉增快。

小儿发热为何要观察指纹变化

察看指纹，是中医对小儿疾病诊断的一种独特方法，主要用于

3 岁以内的小儿。在小儿发热的时候，通过观察指纹的变化，可以帮助了解热势的深浅和病情的轻重。

指纹的位置在小儿食指掌面靠拇指一侧，是一支很细的浅表静脉。指纹的部位分为三段，第一段即指食指靠近虎口的第一节，称为风关；第二段即指食指的中间一节，称为气关；第三段即指食指的第三节，也就是指甲的那一节，称为命关，这就是小儿指纹的"三关"。当小儿发热时，如果指纹仅现于风关之内，说明病邪初入，热势轻浅。如果指纹达于气关，说明病邪深入，热势较重。如果指纹到达命关，则表示邪热亢盛，病情危重。

当小儿发热时，除了察看指纹的部位以外，还要观察指纹的颜色和深浅。正常小儿指纹为淡红色。如果指纹颜色变紫，说明热邪较盛，病势较重。如果指纹浮现于皮肤表面，说明病邪初入，热势轻浅。如果指纹位置看起来较深，沉伏于皮肤之中，说明热邪入里，病势较重。

从现代医学的观点看，指纹是末稍的一支浅表静脉。因此，指纹的变化可以反映出末稍循环的状态。

对发热患儿通过观察指纹，可以了解一些病情轻重的变化。如果指纹由红变紫，说明热邪由表入里，是病情加重的表现。如果指纹由紫转红，则说明疾病由里出表，逐渐好转。如果指纹由风关向气关、命关深入，说明病势在向纵深发展。反之，则表示疾病向痊愈转化。

在察看指纹时，最好利用自然光线，可以用手先夹住小儿的指端，然后用拇指从命关向风关轻轻推按，这样使指纹容易显露，以便于察看。

小儿发热为何要观察有无皮疹

小儿在发热过程中，时常会出现皮疹。根据皮疹出现的时间、出疹顺序、皮疹的形态、皮疹出现的部位以及疹后脱屑等特点，可以对疾病的诊断提供依据。

在小儿发热出疹的疾病中，以传染病最为多见。麻疹是小儿时期较常见的一种出疹性传染病，多见于1～5岁小儿，一般在发热3天后出疹，皮疹先见于耳后及发际处，然后遍及躯干、四肢。在出疹时体温会更高，直到皮疹消退时体温才开始下降。幼儿急疹的特点是突然高热，持续3～4天后体温骤然下降，在体温下降的同时或稍后，迅速出现全身性皮疹。水痘初起也多有发热，然后皮肤出现斑丘疹及疱疹。猩红热多表现为持续性高热，在高热等全身中毒症状的同时，可见全身皮肤弥漫性充血性皮疹。小儿伤寒在发热

7～10日，有的患儿会出现玫瑰疹。流行性脑脊髓膜炎在高热的同时，会出现许多出血性皮疹，有些小出血点会融合成片，形成大片瘀斑。

在小儿发热过程中，常常要服用一些药物或注射某种药物，应用药物也时常会出现药物性皮疹。药物疹的形状多种多样，但一般以红色、细小的粟粒状皮疹为多见。如小儿常用的退热药物，阿司匹林、对乙酰氨基酚等，对一些过敏体质的患儿常常会发生皮疹。还有一些抗生素和磺胺类药物，在应用过程中也有时会出现药物疹。

对出现皮疹的孩子，在高热时不要应用乙醇擦浴、温水浴等方法进行物理降温。

对婴幼儿发热如何进行鉴别诊断

首先要分析病史。根据患儿的年龄、发病季节、有无传染病接触史等情况进行分析。如6个月以内的小儿发热，一般多考虑呼吸系统感染。对6个月以上的小儿发热，除考虑呼吸系统感染性疾病外，消化系统感染也很多，尤其还要注意是否患某种传染性疾病。在冬春季节，应注意呼吸系统疾病和呼吸道传染病，在夏秋季节则应多考虑肠道疾病。对集体生活的儿童，一定要了解所在集体中类似疾病的发生情况。

其次要进行细致的体格检查。要检查患儿皮肤有没有出疹、有没有瘀斑，浅表淋巴结是否肿大，咽部是否充血，扁桃体是否肿大，口腔黏膜有没有斑点和溃疡，心肺听诊有无异常，腹部有无压痛，肝脾是否肿大。如发现皮疹，应考虑常见的出疹性传染病，例如幼儿急疹、麻疹、风疹等；如发现疱疹应考虑水痘；如发现皮肤瘀斑，应考虑流行性脑脊髓膜炎，亦应考虑血液系统疾病；如发现浅表淋巴结肿大，应考虑传染性单核细胞增多症、皮肤黏膜淋巴结综合征，亦应该注意白血病和恶性淋巴瘤；如发现咽部充血、扁桃体肿大，应考虑上呼吸道感染、急性扁桃腺炎；如口腔黏膜有斑点，应注意麻疹；如肺部听诊闻及痰鸣音或水泡音，是急性支气管炎或支气管肺炎的体征，肺部听诊有哮鸣音，应考虑喘息性支气管炎或支气管哮喘；腹部有明显的压痛或其他体征，应注意急腹症，如急性阑尾炎、肠梗阻等。

实验室检查对发热患儿也是必不可少的。一般来说，外周血中白细胞降低，多应考虑是病毒感染。白细胞增高，多应考虑为细菌感染。对发热患儿还应注意检查外周血中有无异常淋巴细胞或幼稚细胞，异常淋巴细胞提示病毒感染，幼稚细胞则提示白血病。对长期发热的患儿要做血培养，检查血沉、抗链球菌溶血素"O"、肝肾功能等，还应做结核菌素试验。对临床考虑为消化系统感染者一定

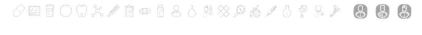

要进行粪便常规检查。

总之，对婴幼儿发热，尤其是长期发热的病儿，一定要详细了解并分析病史，注意在发热的同时所伴随的其他症状，认真进行体检。除常规的实验室检查项目以外，还要根据临床具体情况，有针对性地进行有关辅助检查，如 X 线检查、B 型超声检查、心电图检查等。对怀疑脑炎、脑膜炎的患儿要进行腰椎穿刺，做脑脊液检查。对怀疑血液病的患儿要进行骨髓穿刺检查。只有通过全面的病史分析和全面的检查，才能对发热的原因作出准确判断，得出正确的诊断结论。

第 4 章

治疗疾病

合理用药很重要，综合治疗效果好

小儿长期低热怎么办

　　首先，家长要认真观察患儿的体温并做好记录，看一看孩子上午和下午的体温有什么变化，白天与夜里有什么变化。其次，要注意孩子发热时伴有哪些症状。这些都能为诊断提供依据。另外，要及时到医院请医生诊治，通过各种理化检查，除外结核等慢性消耗性疾病，同时做好低热患儿的护理。

　　对低热患儿一定要注意多休息，避免剧烈运动，并要多饮水，饮食也要给清淡、易消化之品。

　　因为虽然发热不高，但此时人体组织器官消耗的水分已开始增多，这是肉眼看不到的，所以要补充消耗的水分，多饮水又可促进体内毒素排出，以淡糖水、糖盐水为宜。注意休息有利于体力恢复。保持环境安静、舒适、空气流通，不干燥，多饮水，饮食清淡，以营养较好的高蛋白、高维生素等易于消化、不油腻之物为好。另外，低热时，一般不用退热药，如长期低热超过 1～2 周者，应就医查明低热原因。

小儿预防接种后为何会发热

预防接种的目的是采用人工的方法，为小儿建立一些基础免疫。人工自动免疫是人工为机体接种某种抗原，在抗原的影响下，机体内自动地产生相应的抗体，从而具有抵抗某种传染病的能力。人工自动免疫制剂有菌苗、疫苗及类毒素三种。菌苗是用细菌菌体制造而成，分为死菌苗和活菌苗两种。疫苗是用病毒或立克次氏体接种于动物、鸡胚或组织培养，经处理制造而成，也分为灭活疫苗和活疫苗两种。类毒素是用细菌所产生的外毒素加入甲醛，变成无毒性而仍有免疫原性的制剂。这些免疫制剂注射于人体后，对人体来说是一种外来刺激。活疫（菌）苗的接种，实际上是一次人工轻度感染。灭活疫（菌）苗对人体是一种异物刺激，因此，机体接种某些免疫制剂后，往往会引起不同程度的局部或全身反应。

预防接种后的局部反应是在接种部位出现不同程度的红、肿、热、痛等现象，一般不需要处理。如果反应严重，局部化脓，出现发热，则须到医院治疗。预防接种后的全身反应主要为不同程度的发热和全身不适。一般体温在37.5℃左右为弱反应，体温在37.6℃～38.5℃为中等反应，体温在38.5℃以上为强反应。一般弱反应和中等反应不必做任何处理，强反应则应该到医院处理。

预防接种后发热如何处理

　　首先，应该看一看发热程度如何。一般体温在38.5℃以下，小儿无明显其他不适，可以不做特殊处理，因为这种发热属于正常反应，短时间内即可消失。如果体温在38.5℃以上，伴有全身不适，可以酌情给予小剂量退热剂，如对乙酰氨基酚、阿司匹林之类，同时要让患儿多饮水。这种预防接种后发热一般持续时间很短，属于反应性发热，不必应用抗生素治疗。如果发热持续不退，或有逐渐增高的趋势，应考虑是否在此期间合并了其他的感染，并根据感染情况，给予相应的抗感染治疗措施。

　　小儿预防接种后，局部可能会有瘙痒感，切勿让患儿搔抓。否则，可能会使局部感染化脓，导致感染性发热。如果出现这种情况，要做好局部感染的处理。如果局部感染严重，需全身应用抗生素治疗。

孩子有病开始发热怎么办

　　首先，我们应该对发热有一个正确认识。发热既是患病时的症状，也是机体的防御系统与细菌、病毒等病原微生物斗争的反应。所以，不要一见发烧就用退热药来抑制机体的这种防御能力。

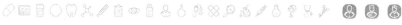

无论什么原因引起的发热，都应该先让孩子躺下休息，要多给孩子喝水，这样可以增加尿量，使孩子多出汗，不但能够降温，而且还有利于排出毒素。如果病情较轻，孩子出点汗有可能热就会退了。如果孩子的热仍然不退，或者继续增高，体温达到38.5℃～39℃，就必须采取有效的办法降温。常用的降温方法有两种，一种是物理降温，另一种是药物降温。物理降温方便简单，而且没有副作用，可以作为首选方法。具体作法可以用湿毛巾冷敷在小儿额头上，时常更换，以帮助散热。也可以用毛巾浸湿温水，擦小儿颈部、四肢及后背。还可以采用乙醇擦浴降温。如果经物理降温效果不佳者，可以适当应用药物降温，但要注意用药剂量和有无禁忌证。

与此同时，家长要注意观察孩子的病情变化，注意有无皮疹出现，有无呕吐、咳嗽、头痛，有无腹痛、腹泻。如果孩子高热来得很急，而且持续体温上升，精神状态差，特别是有传染病流行时，要及时到医院诊治。

小儿发热的处理原则

发热是疾病的一种表现，是一个症状，而不是一种独立的疾病。因此，对小儿发热不能单纯地着眼于退热，而应该积极寻找发热的原因，治疗原发病。

概括地讲，小儿发热的原因可以分为感染性因素和非感染性因素。无论哪种因素导致的发热，原则上都不需要首先给予降温处理。因为体温的升高是人体的自然防御反应，可以使抗体合成增加，吞噬细胞活性增强，有时还有助于诊断和预后的判断。如果退热处理不当，可能会挫伤机体的自然防御能力，还有可能会掩盖症状，延误诊断和治疗。

虽然如此，对体温过高或高热持续不退的患儿，为避免引起脑细胞损伤和由于体温过度升高而可能造成的不良影响，还是需要适当的降温措施。尤其对既往有高热惊厥史的患儿和高热伴极度烦躁的患儿，及时采取降温措施还是很必要的。

临床常用的降温措施主要有两种，一种是物理降温，一种是药物降温。具体应用哪一种降温方法为好，应该根据患儿的年龄、体质和发热程度来决定。

新生儿期发热不宜采用药物降温，因为新生儿体温调节功能尚未发育完善。婴幼儿一般感染所致的发热最好先采用适当的物理降温措施。但对麻疹等出疹性疾病的患儿不宜采用冷敷和乙醇擦浴降温，以免刺激皮肤，影响皮疹透发。药物降温需注意剂量不要太大，以免使患儿出汗过多引起虚脱或电解质紊乱。儿科常用的退热药物种类很多，一般可选择对乙酰氨基酚或阿司匹林。对乙酰氨基酚现在有很多不同的剂型，很适合小儿服用。其商品名有百服宁、泰诺、安佳热、一滴清等。对乙酰氨基酚退热效果迅速可靠，不良反应较少，对胃肠道无明显刺激性，也不会引起凝血障碍。但偶见过敏反应，出现皮疹。大量或长期服用可能会引起溶血性贫血及肾脏损害。阿司匹林退热作用迅速，但长期使用可引起胃肠道反应，并能抑制血小板聚集而致出血，少数患儿可出现过敏反应。

小儿发热选择哪种退热药最好

对乙酰氨基酚是儿科临床最常用的退热剂。本品属非那西汀的代谢产物，具有解热、镇痛作用，口服后吸收较迅速。一般用量为：1岁以内小儿每次35mg，1～3岁小儿每次35～75mg，3～6岁小儿每次75mg，7～12岁儿童每次75～150mg。本品对胃肠道无刺激，也不会引起凝血障碍。对乙酰氨基酚的商品名尚有安佳热、一滴清、百服宁、泰诺、必理通、爱尔、小儿退热栓等，剂型较多，且很适合小儿应用。对乙酰氨基酚的退热效果迅速可靠，不良反应较少。世界卫生组织规划推荐本药作为解热首选药。小儿发热时可选用对乙酰氨基酚退热，但要注意掌握剂量，并且不可长期服用。若误服大剂量或长期用药可引起急慢性中毒。

阿司匹林具有解热、镇痛、抗炎、抗风湿作用，可用于小儿各种原因引起的发热。本药口服后能迅速从胃和小肠上段吸收，退热作用发挥较快。一般用药剂量为每日每千克体重 30 ～ 60mg。应用本药时要注意多饮水，以利排汗降温，同时可防止汗出过多而致虚脱。应用阿司匹林要注意用药剂量，长期或大剂量服用可刺激胃黏膜，诱发或加重胃溃疡，引起胃出血，并由于凝血酶原减少导致出血倾向。如果误服大量或长期大量使用可能引起急性中毒。

安乃近亦是儿科较常用的退热药，退热作用显著、迅速。主要通过抑制体温调节中枢，使散热增加，体温降至正常。本药较易引起不良反应，长期应用可产生粒细胞减少、血小板减少性紫癜，严重者可导致再生障碍性贫血。并且有时可出现过敏性皮疹或药疹。临床一般常用滴鼻的方法给药，但不可反复连续使用。

阿苯片或阿苯合剂是阿司匹林与鲁米那的合剂，二者比例为10：1，较适合于有高热惊厥史的患儿，可防止惊厥发作。其用药剂量按阿司匹林计算。

药物降温的不良反应

首先，我们应该明确，解热药的作用在于影响散热过程，表现为皮肤血管扩张和出汗增多。如果用药剂量大或者患儿对药物过于敏感，用药后可因为出汗过多，体温骤然下降而引起虚脱，血压下降。

其次，有些退热剂可使患儿发生过敏反应，如出现荨麻疹、血管神经性水肿、哮喘，甚至发生过敏性休克。还有的患儿服药后会感到腹部不适、恶心，甚至发生胃出血。有些退热剂如氨基比林，对少数过敏的患儿可引起粒细胞缺乏症，有致命危险。非那西丁等药如长期大剂量使用，可致眩晕、发绀、呼吸困难等中毒症状，还可能导致肾脏损害。阿司匹林等药除可引起胃肠道反应外，对凝血系统也有一些影响，应用一般剂量时就能抑制血小板聚集，延长出血时间，从而引起出血。

了解了药物降温的不良反应，家长在给孩子降温时最好听听医生的意见，不要盲目应用退热剂。在应用退热剂前，应该仔细阅读药品说明书，看看是否有禁忌证。另外，千万不要长期服用解热镇痛药，也不要一见发热就滥用退热药。因为解热镇痛药只是对症治疗，如病因未除，当药物作用消失后，体温会很快又回升。

退热药能随便使用吗

一位 6 岁男孩因皮疹、血尿入院，查血白细胞增高，以嗜酸细胞增高明显，血小板减少，肝功 GPT 增高。追问病史患儿因感冒曾经服用索密痛 4 天的病史。其母当即从包里取出一大包塑料纸包装的索密痛药片（约 40 片），并说他们村里人有个头痛脑热，或劳动累了服了此药即感舒服，因此孩子一有发热感冒也给孩子服此药，认为此药效果好、便宜，买点放在家里也方便。

解热镇痛药的品种很多，主要包括两大类：一种是包含非那西丁（目前多为非那西丁主要代谢产物——对乙酰氨基酚）或阿司匹林的混合镇痛药，包括有索密痛、去痛片、A.P.C（复方阿司匹林）等。另一类是非类固醇类抗炎药物，包括有布洛芬、芬必得、扶他林、消炎痛、保泰松、炎痛喜康等。

解热退热药用的得当是一种非常好的治疗，但是用的不当不但治不了病还会给人添病，给人带来更多的痛苦，甚至危及生命，如引起急性过敏性间质性肾炎、急性肾功能衰竭、肝功异常、血小板减少性紫癜、粒细胞减少症、各种皮疹、淋巴结肿大、关节痛、药物热等。

随便地长期滥用解热镇痛药物，给身体带来的危害是严重的，因此我们必须加以防范。不要随意滥用药，要正确使用解热镇痛药物，发热的患者应到医院就诊，在医生的指导下，尽早发现病因，针对病因进行治疗。发热仅是疾病的症状之一，服用解热镇痛药只是暂时改善症状，而不是根本上的病因治疗，并且对一般上呼吸道感染及其他发热性疾病来讲，发热是身体对于病原菌入侵的一种自卫防御性的功能，除了严重高热会影响器官功能，如小儿高热会发生惊厥、抽风，需要立即降温外，一般发热如体温维持在38.5℃以下，也可以靠休息、多饮水，或物理降温让体温下降，服退热药不要太积极。千万记住解热镇痛药片随便使不得。

使用药物降温需要注意什么

①新生儿体温调节功能不稳定，所以新生儿发热不采用药物降温。3个月以内婴儿发热亦应慎用退热药。

②既往有退热药物过敏史的患儿应禁用退热药。对过敏体质的患儿应用退热药时亦应慎重。

③应用退热药时要严格按规定剂量服用，如用量过大常常会使患儿汗出过多而致虚脱。如用量太小往往又达不到降温效果。

④服用退热药前要注意看一下药品的有效期限，过期的药品不

能服用。否则不仅达不到退热目的，反而会引发不良反应。

⑤服用退热药时一定要注意给孩子多饮水。这样不仅可以防止汗出过多而引起虚脱，而且有利于毒素排泄。

⑥退热药千万不可长期服用，否则会引起急慢性中毒。另外，不要见到发热就给予药物降温，一般体温在39℃以下最好不用药物来降温，可先采用物理方法降温。

⑦使用退热药前要认真阅读药品说明书，了解自己的孩子对该药有无禁忌证。如严重肝脏损害、维生素K缺乏、血友病患儿应避免使用阿司匹林，以防出血。有哮喘史的患儿也不宜使用阿司匹林，以免诱发哮喘发作。氨基比林能引起粒细胞缺乏，用药期间如发现粒细胞减少要立即停药。

退热药中毒怎么办

长期大剂量应用退热药最严重的问题就是药物中毒。药物中毒在小儿比较容易发生。而且年龄越小越容易发生。中毒的原因多为误服过量或长期应用较大剂量，少数过敏的孩子应用正常剂量也可发生中毒反应。

不同的退热药物所引起的中毒反应不尽相同。阿司匹林引起的急性中毒主要表现为呼吸加快、精神紊乱及出血等。对乙酰氨基酚中毒可导致高铁血红蛋白血症，极大剂量会引起肝脏坏死，严重者可致昏迷，甚至死亡。安乃近、氨基比林等吡唑酮类药可影响造血系统，引起粒细胞缺乏，甚至可以引起再生障碍性贫血，并且对肝肾也有毒性作用。消炎痛为儿童比较敏感的退热药，中毒时可出现肝功能损害，转氨酶升高，并会出现黄疸，也可抑制造血系统。

退热药物中毒怎样处理呢？如果是口服中毒者，应该立即催吐、洗胃及导泻。同时要进行静脉输液，以促进毒素排泄。如果患儿出现惊厥，要及时给予止惊药物。血液系统受累时应该输新鲜血，给予肾上腺皮质激素等药物。如果发生胃出血，可用维生素 K 等止血剂治疗。

物理降温的方法

几种常用的物理降温方法。

（1）头部冷敷：头部冷敷适合小儿的一般发热，体温并不特别高的孩子。方法是将毛巾用凉水浸湿后敷在患儿的前额部，每 5 ~ 10 分钟更换一次。也可将水袋中灌上凉水，枕在脑下。

（2）温水擦浴：温水擦浴适合于高热患儿的降温。方法是用

32℃ ~ 34℃的温水擦拭患儿的全身皮肤。在腋窝、腹股沟、窝等血管丰富的部位擦拭时间可稍长一些，以助散热。胸部、腹部等部位对冷刺激敏感，最好不要擦拭。出疹的孩子发热不要用温水擦浴降温。

（3）乙醇擦浴：乙醇擦浴适合于发热较高的患儿。方法是用30% ~ 50%浓度的乙醇，如无乙醇亦可用白酒代替，用小毛巾浸湿后擦拭患儿颈部、四肢、后背、手足心等部位。尤其重点擦拭腋下、肘部、窝、腹股沟等血管丰富的部位。注意对麻疹等出疹性疾病不宜采用乙醇擦浴。

（4）冷盐水灌肠：冷盐水灌汤的降温效果显著，但不适合家庭中操作。方法是取生理盐水 200 ~ 300ml，温度以 4℃ ~ 6℃为宜，将肛管用甘油等润滑油擦拭后插入肛门，再将准备好的盐水用注射器注入或灌入，灌入后需用手将患儿肛门夹紧 10 分钟左右，以防盐水排出。

如何用针刺方法降温

针刺退热是中医的传统疗法。针刺可以通过疏通经络，清泄壅滞之气血，达到退热的作用。针刺治疗小儿发热的方法很多，退热效果可靠，而且没有任何副作用。

小儿发热的原因很多，从中医学角度来看，主要是由于感受外邪，入里化热，里热炽盛所致。因此，针刺治疗发热的原则应以疏泄蕴热为主。

针刺放血是治疗小儿发热最常用的方法。一般常取风池、大椎、曲池、合谷等穴，如热势高配十宣、耳尖，均用三棱针放血 4 ~ 5 滴，每日 1 ~ 2 次。也可在耳背静脉处放血，退热效果也很好。针刺放血的作用在于疏通壅滞的气血，疏解肺经的风热，清泄阳明的蕴热。

耳针治疗小儿发热也有较好的效果。一般取神门、肾上腺、耳尖，采用强刺激手法，不留针。

针刺退热需要注意的是要取得患儿的配合，针刺时速度要快而准确，防止造成其他损伤。

哪些中药治疗小儿发热效果好

治疗小儿发热的中药主要包括疏风清热、清热解毒、滋阴清热等几类。

小儿外感初起，发热症状较轻的时候，属中医邪热在表阶段，中药应选择疏风清热类。如桑叶、菊花、芦根、薄荷、防风、牛蒡子、荆芥穗、竹叶、蝉蜕等。此类药煎煮时应注意不宜久煎，一般煎 15 ~ 20 分钟即可，薄荷一定要后入，煎 3 ~ 5 分钟为宜。

病势深入，发热程度较重的时候，属中医里热炽盛阶段，中药应选择清热解毒类。如金银花、连翘、板蓝根、大青叶、生石膏、寒水石、生山栀、知母、丹皮、黄连、黄芩、鱼腥草、半枝莲等。如发热较高且大便不通者，可加用大黄，以通便泻热。如高热伴烦躁，或出现高热惊厥者，应加用钩藤、羚羊角、蝉蜕、白僵蚕等。此类药煎煮时间以 30 分钟左右为宜，生石膏应该先煎，并且应用剂量要大一些。

对于热病后期，持续低热的患儿，中医辨证一般属于阴虚内热阶段，中药应选择滋阴清热类。如生地、麦冬、沙参、青蒿、鳖甲、玄参、天花粉、地骨皮、白芍、玉竹等。如伴有大便秘结者，可加用火麻仁、郁李仁等。如低热而兼盗汗者，可加用生牡蛎、浮小麦等。

中医治疗小儿发热有许多有效的方药。在选择方药时，一定要详细询问病情，认真查体，根据不同情况选择不同的中药。有不少人认为中药退热太慢，其实不然，只要辨证准确，中药完全可以迅速退热的。

哪些中成药适合治疗小儿发热

对小儿发热初起，临床主要为一般上呼吸道感染症状者，即中医所说的邪热在表阶段，中药应选择清热解表剂。常用药有小儿感冒冲剂、小儿清热解毒口服液、小儿金丹片、桑菊银翘散、小儿清热灵、妙灵丹等。

对发热持续较高的患儿，且伴有一些全身症状，如头痛、呕吐、乏力、口渴、大便干燥、尿黄、舌红苔黄等，属中医邪热亢盛阶段，中药应选择清热解毒之力较强之品。常用药有小儿牛黄散、小儿羚羊散、紫雪散、至圣保元丹、清开灵口服液、小儿清热散等。

对高热不退，伴有头痛、烦躁、高热惊厥或神昏者，中药应选择清热解毒，镇惊息风之剂。常用药有小儿急惊粉、牛黄清宫丸、回生救急散、牛黄抱龙丸、安宫牛黄丸等。

对小儿发热后期，体温渐退，其他症状好转，但仍有低热、盗汗、手足心热、口渴、便干尿黄者，中药应选择滋阴清热之剂。常用药有青蒿鳖甲片、养阴清肺膏等。

总之，小儿发热时可根据不同疾病和不同症状，选择适当的中成药治疗。但小儿热势较高时，多数中成药不能起到迅速退热的作用。临床还应该根据具体情况应用其他退热方法，如物理降温、西药降温等。对感染所致的发热，可根据不同病原体选择适当的抗生素或其他药物治疗。

推拿能治疗小儿发热吗

中医认为，小儿发热的原因主要是由于感受外邪，邪郁卫表，邪正相争所致。治疗小儿外感发热，一般多采用清肺经、揉太阳、清天河水、推脊等推拿方法。肺经位于无名指末节罗纹面，推拿时采用清法，即由手指末端向指根方向直推，连续 200 ～ 300 次；太阳穴位于眉梢后凹陷处，推拿时采用揉法，即以双手中指端按揉此穴，连续 30 ～ 50 次；天河水位于上肢前臂正中，推拿时用食指和中指，由腕部直推向肘，连续 100 ～ 200 次；推脊是指用食指和中指在脊柱自上而下作直推，连续 100 ～ 200 次。通过这些手法，可以疏通经络，清热解表，从而达到退热目的。

对小儿长期低热，中医认为是由于久病伤阴而产生的虚热。治疗可采用揉内劳宫、清天河水、按揉足三里、推涌泉等推拿方法。内劳宫位于手掌心，推拿时采用揉法，连续 100 ～ 200 次；清天河水方法同上；足三里穴位于下肢胫骨前嵴稍外处，推拿时用拇指端在该穴按揉，连续 50 ～ 100 次；涌泉穴位于足掌心前正中，推拿时用拇指向足趾方向直推，连续 50 ~ 100 次。通过这些推拿方法，可以调节脏腑功能，引热下行，清退虚热。

推拿方法简便，患儿没有痛苦，没有任何副作用，家长可以自己操作。在小儿发热时，建议家长不妨试一试。

中药外敷能退热吗

下面介绍几种中药外敷退热的方法。

①吴萸 10g，牛膝 10g，大黄 10g，黄连 5g，生山栀 10g。共研细末混匀，取药末适量，以陈醋调成糊状，敷于双侧涌泉穴（足掌心前正中部位），外敷 12 小时，如热仍未退，可更换再敷 1 次。

②生山栀 10g，研成细粉，用鸡蛋清将药粉调成稠糊状，做成药饼，敷于涌泉穴，每日 1 次，每次敷 8 小时左右。

③青蒿 50g，石膏 50g，滑石 30g，茶叶 20g，燕子泥 50g，冰片 20g。共研细末混匀，加甘油和适量蛋清调成糊状，外敷于神阙穴（肚脐），外用纱布覆盖。

前两组处方均取清热解毒类中药，敷于涌泉穴的目的是引热下行，引火归原，而达退热目的。第 3 组处方中有清热解毒之品，也有清心开窍之品，敷于脐部可通过经络传导发挥退热作用。

在用中药外敷治疗时，要注意观察患儿皮肤。小儿皮肤娇嫩，对药物刺激敏感。用药后如发现皮肤周围发红或起泡，应及时去除药物，并将皮肤擦洗干净。

中药灌肠能退热吗

用哪些中药灌肠退热效果好呢？下面介绍几组常用的中药灌肠处方。

①金银花 10g，连翘 10g，板蓝根 15g，公英 10g，丹皮 12g，生石膏 30g，黄芩 6g，龙胆草 5g。水煎后高位保留灌肠，每日 3 ~ 4 次，每次 50 ~ 150ml。

②生石膏 50g，知母 20g，丹皮 15g，大青叶 15g，野菊花 20g，芦根 20g。加水约 1000ml，浸泡 1 小时后煎煮 20 分钟，滤其上清液高位保留灌肠，每日 3 次，每次 50 ~ 100ml。

③黄连 6g，黄芩 10g，生山栀 10g，生石膏 30g，大黄 5g。加水 500 ~ 800ml，浸泡 1 小时后煎煮 20 分钟，滤其上清液高位保留灌肠，每日 2 ~ 3 次，每次 50 ~ 60ml。主要用于小儿发热，大便不通者。

④钩藤 20g，僵蚕 15g，蝉蜕 10g，丹皮 20g，寒水石 20g，防风 15g，龙胆草 15g。加水 600 ~ 1000ml，浸泡 1 小时，文火煎 30 分钟，

滤其上清液高位保留灌肠，每次50～100ml。主要用于小儿高热惊厥。

用中药保留灌肠时需注意药液温度。一般温度以低于体温为宜，最好在30℃以下。热势高者可用冷药液灌肠。灌肠时药液应缓慢灌入，肛管拔去后要用纱布按住肛门片刻，以免使药液流出。

小儿发热必须用抗生素治疗吗

首先必须了解抗生素的作用和滥用抗生素的危害。

抗生素是一种防治细菌感染的有效药物。但是每种抗生素却只能杀灭或抑制若干特定的菌种。对于细菌引起的疾病，要根据不同的菌种选用适当的抗生素。必须明确指出，抗生素并不是越贵就效果越好。对于病毒引起的疾病，应该说抗生素是无效的。如果盲目滥用，不但治不好病，反而会带来许多不良后果。

长期不合理使用抗生素，会渐渐使细菌对抗生素产生耐药性，从而使抗生素失灵。因为抗生素要杀灭细菌，细菌为了生存也会进行抵抗。细菌产生耐药性以后，再用这种抗生素就没有作用了。如果用抗生素来治疗病毒引起的伤风感冒，不仅是一种浪费，而且还容易使细菌产生耐药性，或者引发其他不良反应。另外，长期大量使用抗生素还容易发生"二重感染"。比如有的孩子在应用抗生素过程中，突然发生鹅口疮，这就是霉菌繁殖的结果。

还应该向家长们提示的是，目前孩子所患的感染性疾病中，有相当一部分是病毒感染。病毒感染应该尽量使用中药治疗，亦可应用抗病毒等药物。如果没有合并细菌感染，不要随便使用抗生素。

小儿发热的原因很多，不要一见到发热就认为是细菌感染，不要滥用抗生素。见到小儿发热应该去看医生，明确发热的原因，然后再进行治疗。家长们应该记住，抗生素不是万能的，滥用是有危害的。

感染性发热应怎样使用抗生素

小儿感染性发热应用抗生素时应注意以下几方面问题：

①严格准确地掌握抗生素应用指征。

②早期诊断，早期给药。

③根据病情变化灵活掌握用药剂量和疗程，一般应依患者年龄、体重、体质、病程、病情轻重缓急来决定药物剂量和疗程。在一般情况下，一种抗生素至少连续应用三日，如果效果不佳方可更换另一种抗生素。

④要给充足的剂量，以维持血中的有效浓度，防止和减少耐药

菌株的发生。

⑤发热等临床症状消失后 2 ~ 3 日方可考虑停用抗生素，以防止疾病反复或迁延成慢性炎症。

⑥在严重感染时可有效合理地联合应用抗生素，并配合其他综合治疗措施。

新生儿发热应该如何降温

新生儿刚刚出生之时，体温调节功能差，体温调节中枢发育还没有成熟，如果外界环境温度太高或者衣被过暖，就容易出现发热。如果在宫内或出生后受到细菌、病毒、霉菌等感染，由于致热原的存在，也可导致发热。

对新生儿发热的处理，最简单最常用的方法是将衣被轻轻松解，使皮肤适当暴露，缓缓通风散热，这样可以使体温很快下降。但需要提醒家长的是，通风散热不可太过，以免体温降后不升，或者着凉后发生皮肤硬肿。还可以应用小型冷水袋放置于枕下片刻，也可达到降温效果。在进行降温处理时，一定不要忽视补液降温，要给孩子多饮水，或适量输入葡萄糖注射液。

新生儿发热不主张用退热剂降温。对病理性发热一定要找出发热原因，针对病因进行治疗。

⊕ 小儿麻疹发热如何处理

麻疹是由麻疹病毒引起的急性呼吸道传染病。麻疹病毒经过飞沫直接传播，侵袭呼吸道黏膜及其附近淋巴组织，再进入血液，发生病毒血症。因此，在麻疹的发疹前期即出现发热等症状。小儿麻疹发热的热型不定。轻症仅为中等度发热，重症患儿体温可超过40℃。多数患儿体温逐渐升高，但也有骤然高热起病者。

小儿麻疹多以发热为最初症状，同时伴有咳嗽、流涕、眼结膜充血及麻疹黏膜斑等。大约于发热3～4天出疹，出疹时伴发热增高，直到皮疹消退时体温开始逐渐下降，直至正常。

对麻疹的发热，一般不需要急于退热。应该给予足够水分，易于消化和营养丰富的饮食。同时，最好采用适当的中药治疗。中药治疗主要以清热解毒透疹为原则。常用药有桑叶、银花、连翘、蝉蜕、浮萍、葛根、升麻、紫草、牛蒡子等。亦可用西河柳、浮萍、芫荽等中药煮沸，用毛巾浸药液温敷患儿额面、四肢等部位，既可退热又可透疹。且在煮沸药液过程中，使水蒸气在室内布散，以保持室内的湿度。对体温过高的患儿可酌用小量退热剂，避免急骤退热而致虚脱。西药退热剂可选用阿司匹林、对乙酰氨基酚等，亦可用安乃近滴鼻。使用药物降温应使体温维持在38℃左右，不可降至过低。对麻疹患儿不宜采用冷敷和乙醇擦浴降温，以免刺激皮肤，影响皮疹透发。

小儿麻疹发热时，家长还应该注意做好皮肤护理，出汗要及时擦干，衣被不要过厚过暖。另外还要注意做好口腔护理，多饮水。

患细菌性痢疾时发热如何处理

细菌性痢疾是由痢疾杆菌等病原菌引起的肠道传染病。本病多发于夏秋季节，并且在儿童中发病率高。在临床主要以发热、腹泻、里急后重、黏液脓血便为特征。

细菌性痢疾多数起病较急，初起多以发热为主要症状。尤其是中毒型细菌性痢疾，起病后体温很快上升至39℃以上，有的可达40℃～41℃，而腹泻往往在发热数小时以后才出现。对这种高热甚至出现惊厥，尚未出现腹泻的患儿，如医生怀疑是细菌性痢疾，最好用冷盐水灌肠的方法降温，这样既可以达到降温的目的，也可以通过灌肠留取粪便，进行化验检查，以尽快明确诊断。

对中毒型细菌性痢疾，持续高热不退的患儿，可以在头部进行冷湿敷，同时用冷盐水灌肠，如体温仍无明显下降，可以用氯丙嗪和异丙嗪进行肌内注射，在冬眠药物的保护下配合物理降温可较好地控制高热，使体温尽量在短时间内降至38℃左右。

冷盐水灌肠对细菌性痢疾的发热是一种很好的降温方法。可以在灌肠液中加入一些抗生素，这样既可以降温，又可以起到清洗肠道，控制肠道细菌感染的作用。

中药煎剂灌肠对细菌性痢疾也有很好的降温及治疗效果。常用中药有黄连、黄芩、马齿苋、白头翁、秦皮、大黄等。将以上中药水煎后取汁300ml左右，待药液凉后每次取60～120ml进行保留灌肠，每日2～3次。

除以上方法外，也可以采用其他物理方法或药物降温。降温药物可酌情选用对乙酰氨基酚或阿司匹林等。

扁桃腺炎发热西医应采取哪些措施

扁桃腺炎是小儿常见病，对小儿健康的危害也很大。那么扁桃腺炎发热在临床上应如何处理呢？热退后是否还应继续用药呢？这里就向大家做个介绍。

扁桃腺炎多由链球菌感染所引发，一旦发病，应彻底消除感染灶。

所以对本病引起的发热，除对症退热降温外，治疗重点在于积极控制感染。临床一般首选青霉素，对青霉素过敏者可予红霉素类药物。在治疗过程中，需要注意的一点是抗生素一定要用足疗程。对急性扁桃腺炎及慢性扁桃腺炎过程中的急性炎症均需用抗生素7～10天。在此过程中，即使身热已退，仍需按时用药，使本病得到充分的治疗，免生他变。

若扁桃体反复多次发炎，导致患儿长期低热不退者，在急性炎症控制后，可考虑手术切除扁桃体。通常小儿切除扁桃体的年龄在5岁以后，如果病情确实需要，尚可在5岁前施行手术。

扁桃腺炎发热中医应怎样处理

中医认为，扁桃腺炎多由外感风热，热毒壅盛，郁于肺胃所致，属"风热乳蛾"或"烂乳蛾"范畴。

对急性扁桃腺炎引起的发热，祖国医学认为由热毒上攻咽喉而致，其证属实热，应予清热解毒，利咽消肿。临床可选用银翘散加减，常用药有双花、连翘、薄荷、射干、牛蒡子等，咽痛明显者可加用山豆根、桔梗、大青叶。发热不退者可加用生石膏、山栀等药。

对慢性扁桃腺炎引起的低热、扁桃腺反复肿大、充血，祖国医学认为多属病情反复迁延，阴亏内热，临床通常可选用甘露饮加减治疗。常用药有元参、生地、麦冬、石斛、天花粉、芦根等。低热明显者可加用知母、地骨皮之类，若扁桃体肥大者，可加用夏枯草、赤芍、昆布、海藻之类。

此外，尚可选用中成药局部喷用。如双料喉风散、双黄连喷雾剂、咽速康等药，对消炎止痛均有一定疗效。

小儿腹泻伴发热西医怎样处理

小儿腹泻伴发热的主要原因是病原体引起的感染中毒症状及脱水引发的症状表现。那么对这种情况应采取哪些措施呢？临床尚需具体问题具体分析，不能一概而论。

首先我们先谈谈病原体引起的感染性发热。临床最常见的引发小儿腹泻的病原体是病毒和细菌。若病发于 5～8 月，大便呈蛋花汤样，色较黄，有黏液，以致病性大肠杆菌感染可能性大。对由此引起的腹泻及发热，应控制感染，临床可选用黄连素、庆大霉素口服，感染较重者可予头孢菌素类药物静脉注射。但此类感染仅占小儿腹泻病的 30% 左右，临证应细心鉴别，不要冒然使用抗生素。病毒引起的小儿腹泻多发于秋、冬季，通常起病较急，大便呈水样，患儿一般情况相对较好。对病毒导致的腹泻伴发热，不须使用抗菌药物，而应通过微生态疗法及思密达等控制病情，临床常用的微生态疗法药物有妈咪爱（松草杆菌二联活菌颗粒）、培菲康（双歧杆菌三联活菌散）等。

接下来我们就说说脱水所致发热的处理方法。脱水是小儿腹泻的常见症状，发热只是脱水时可能伴发的症状之一，所以临床处理这种发热，重点在于纠正脱水，一旦脱水纠正，发热即随之缓解。脱水的治疗，首先应辨别脱水的程度及性质，而后选择适当的液体口服或静脉补充。同时临床还应注意预防和纠正电解质紊乱和酸碱平衡失调。如此，小儿方能得到尽快的康复。

最后，我们还要强调一点，小儿腹泻时，不论是哪种原因引起的发热，若小儿体温超过 38.5℃，还应同时给予对症退热处理，可采用物理降温或药物降温的方法，小儿常用的退热药有阿苯片、泰诺、百服宁等。

小儿腹泻伴发热中医怎样处理

小儿腹泻属中医"泄泻"范畴。中医认为引起小儿泄泻的原因，不外是感受外邪，内伤乳食及脾胃虚弱。而腹泻伴发热既可见于感受外邪致病，亦可见于内伤乳食致病。具体讲，发热可见于风寒泻、湿热泻、伤食泻，此外还可见于泻下无度，水阴耗损所致的伤阴证。中医中药不仅对小儿泄泻有良好的治疗作用，对腹泻伴见的发热同样有确切疗效，下面就向大家作简单介绍。

风寒泻一般除泄泻、发热外，常伴肠鸣腹痛，大便色淡，鼻流清涕等症，临证可用藿香正气散加减，发热重者加用荆芥、防风之类。湿热泻多见于暑湿季节，除腹泻、发热外，常见大便色褐而臭，肛门灼热、心烦口渴诸症，临床可予葛根芩连汤加减。身热重者加用生石膏、滑石、知母之类。伤食泻通常除泄泻、发热，常见大便酸臭、腹胀纳呆、恶心呕吐等，临床一般予保和丸加减，兼身热者用连翘、黄芩、黄连之类。

除上述分型外，临床尚可见到由于暴泻无度，耗损阴津，阴亏内热而见发热者。相当于西医所言"脱水热"。对此型发热，临床可予连梅汤加减。另可加用生葛根以退热生津。

在中药治疗小儿泄泻发热的同时，临床尚可根据患儿情况，酌情选用针刺、推拿等方法作为辅助治疗，对缩短病程，提高疗效十分有益。

泄泻发热较重时，针刺在辨证选穴基础上，可酌加曲池、合谷、大椎等穴；推拿时则可酌加退六腑，清大肠，清脾胃等手法。

总之，中药及针灸、推拿等疗法对小儿泄泻所致发热有确切疗效，临床可根据患儿病情，配合西药，适时采用相应措施，使患儿尽快康复。

小儿肾病综合征出现发热应怎么办

首先，从护理上说，当并发急性感染，出现发热等症时，应卧床休息，待身热缓解，感染症状消失后再增加活动量。其次，长期服用激素会造成患儿机体防御功能下降，所以当出现感染发热时，应及时给予抗感染治疗，必要时给予支持疗法。另外，当感染发热时，激素应暂缓减量，必要时环磷酰胺等药物应暂缓使用。

另外，当本病并发感染发热时，可适当选用中药治疗。患儿身热较高时，可在辨证治疗基础上选加连翘、山栀、竹叶、生石膏、芦根、白茅根、紫草、丹皮等中药。

中医如何治疗小儿高热惊厥

高热惊厥属于中医的"急惊风"范畴。中医认为，小儿高热惊厥的发生是由于感受外邪，入里化热，热极生风所致。中医治疗小儿高热惊厥采用急则治标，缓则治本的原则。在惊厥发作之时，急予针刺人中、涌泉等穴位，以尽快控制抽搐，然后再行中药治疗。

小儿高热惊厥发作之时，热势较高，四肢抽搐，两目直视。大约持续 3 ~ 5 分钟后一般能够缓解。抽搐缓解后，患儿发热仍很高，这时如不积极退热，可能还会再次发生惊厥。在这种情况下，中医治疗应采用清热解毒，平肝熄风的方法。中药可选用羚羊角、生石膏、钩藤、菊花、生地、桑叶、寒水石、黄芩、郁金等。也可以选用牛黄镇惊丸、救急散、小儿牛黄散等中成药。还可以用羚羊角粉冲服。

小儿高热惊厥缓解后，发热渐退，病情平稳之后，中医应根据患儿所患疾病，临床主要证候特点，进行辨证治疗。如果是因为一般感染性疾病导致的惊厥，中药治疗应侧重清热解毒。如果是某种传染病导致的惊厥，中药应针对不同的传染病进行治疗。在治疗原发病的同时，中药应加用平肝熄风之品，如钩藤、生牡蛎、僵蚕、地龙、全蝎、蝉蜕等，这样可使肝风平熄，阴阳平衡，避免惊厥再度发作。

有的孩子高热惊厥反复发作，这是因为惊厥缓解后脏腑功能没有得到调理，或者余邪仍然存在。因此，提醒家长们注意，孩子高热惊厥以后应该用中药进一步调理，以防惊厥反复发作。

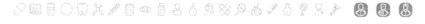

🩺 针灸如何治疗小儿高热惊厥

人中穴位于鼻唇沟的上 1/3 与下 2/3 交界处，针刺时应由下向上斜刺，一般进针不要太深，进针后可用捻转或提插等稍强的刺激手法，一般刺激 2 ~ 3 分钟。如针刺人中穴后抽搐未见缓解，可同时针刺涌泉穴。涌泉穴位于足掌心前 1/3 与后 2/3 交界处，针刺时最好采用直刺，进针后可用捻转或提插等强刺激手法。

经针刺小儿抽搐缓解后，应用针灸进行退热治疗，针灸治疗小儿高热亦有很好的效果。针刺退热一般常用穴位有风池、大椎、曲池、合谷等。这些穴位一般均采用直刺手法。如果发热较高，可取十宣、耳尖、耳背静脉处放血，方法是用三棱针点刺，放血 4 ~ 5 滴即可，这种方法退热比较迅速。

第 5 章

康复调养
三分治疗七分养，自我保健恢复早

如何判断预防接种后发热

接种疫苗后，由于疫苗本身的特性，如异种蛋白的刺激，疫苗中的热原质或毒性等原因，少数被接种者可于接种灭活疫苗 5～6 小时，或 24 小时左右出现体温升高，一般持续 1～2 天，很少超过 3 天以上。注射活疫苗出现反应的时间稍晚，但消失亦很快。除体温升高的反应外，个别人可能伴有头痛、眩晕、乏力和全身不适；或出现恶心、呕吐、腹泻等胃肠反应，一般 1～2 天可自行消失。而若是恰好患有上呼吸道感染、腹泻或其他疾病时，一是有本身疾病的临床表现，如咳嗽、流涕、腹泻等表现外，有的可出现相应的体征。大便检查、胸片等可以帮助鉴别诊断，以排除是否接种时间上的偶合疾病。既不要把一些适逢在免疫接种时期偶合的疾病误诊为接种副反应，而延误对疾病的治疗，也不要把真正的免疫接种不良反应排除，忽视了与免疫接种的关系，这样不利于免疫接种的实施及生物制品质量的改进。

如何护理高热患儿

发热是儿科最常见的一种临床症状，一般体温高于 39℃时即为高热。

患儿持续高热，就会增加氧的消耗。由于脑细胞缺氧，加之毒素对脑的刺激，患儿可出现谵妄、昏迷和惊厥。因此，当患儿出现高热时，除做病因治疗外，还应及时进行对症处理，并积极做好高热患儿的护理工作。

患儿高热时，由于迷走神经的兴奋性减低，使胃肠蠕动减弱，消化液生成和分泌减少，因而影响消化吸收功能。同时，高热时分解代谢增加，蛋白质、碳水化合物、脂肪和维生素等物质大量消耗，水分大量丧失。因此，高热患儿必须注意补充营养和大量水分。根据病情，酌情给予营养丰富且易于消化的流质或半流质饮食，如鸡蛋羹、西红柿蛋花汤等。并多饮白开水或淡糖水，以补充因高热而丧失的水分，并利于毒素排泄。

由于高热时新陈代谢增快，消耗多，进食少，体质虚弱，所以应尽量减少患儿活动，多卧床休息。

对高热患儿应注意做好口腔和皮肤的护理。高热时唾液分泌减少，口腔黏膜干燥，这时口腔内食物残渣容易发酵，有利于细菌繁殖，而引起舌炎、齿龈炎等。因此在小儿高热时要注意及时清洁口腔，最好在每次进食后用盐水漱口。另外，高热患儿在退热过程中往往会大量出汗，要做好皮肤护理。出汗时要及时擦干汗液，更换衣被。

出汗较多者可用温毛巾擦拭皮肤，并涂以爽身粉，保持皮肤清洁干燥。另外，还要给患儿勤洗手、洗脚，清洗外阴及肛门，以防止出现其他部位的感染。

小儿热退后还需要调理吗

孩子热退以后常常会感到疲乏，食欲不振，大便干燥，容易出汗。这些症状的产生，主要是因为发热对机体造成的损害没有修复。发热虽然是人体对病原微生物的一种防御反应，但发热对人体也会造成一些不良反应，尤其对小儿的不良影响更要比成人大。

发热对人体的不良影响有两大方面，一是对物质代谢的影响，二是对器官活动的影响。发热可以使脂肪的消耗增加，蛋白质的分解代谢增加，消化液分泌减少，消化道的运动与吸收功能降低。此外，由于发热的时候代谢增强，因而水分消耗很大。这些改变是需要一个逐渐恢复的过程的。

中医学认为，发热会消耗人体的津液。津液是人体的物质基础，津液不足，会影响人体的一些生理功能。津液亏虚会产生内热，胃的津液不足会使消化功能失调，使患儿食欲不振，大肠津亏会使患儿大便干燥，阴虚内热会使患儿出现烦躁、颧红、盗汗、手足心热等症状。这些症状如果不能及时予以调理，往往会影响小儿的生长发育。

因此，小儿热退以后，家长不可高枕无忧，应该请医生进行病后调理治疗。

小儿热退后应该如何调理

小儿发热以后，尤其是高热或长期发热以后，常常会出现食欲不振、大便干燥、烦躁、手足心热、容易出汗、疲乏无力等症状。有的患儿还会出现长期的低热，也有的患儿热退后间歇几天复见发热，甚至反复发热。这些现象的产生原因，主要是由于热退后失于调理，余热未尽所致。

中医学认为，热邪可以损伤人体的津液，而津液不足又可产生内热。因此，中医主张在小儿热退以后，要进一步采用滋阴清热的方法治疗，以清除余热，滋补阴液，使脏腑功能恢复正常。

小儿热病后的调理主要包括两方面内容，一是药物调理，一是饮食调理。药物调理一般多采用中草药，基本治疗原则是滋阴清热，根据临床患儿表现的不同症状，采用不同的药物。如患儿主要表现为食欲不振，治疗应在滋阴的基础上，加用开胃药，如藿香、佩兰、乌梅、苍术、砂仁、生地、麦冬、沙参、天花粉等。如患儿主要表现为大便干燥，治疗应侧重滋阴润肠，中药可选用生地、玄参、麦冬、天花粉、火麻仁、郁李仁、瓜蒌、沙参等。如患儿持续低热，手足心热，烦躁，中药可选用滋阴降火之品，如青蒿、丹皮、生地、知母、鳖甲、竹叶、麦冬、天门冬等。

饮食调理对热病后的恢复也很重要。发热可使唾液、胃液、肠液等消化液分泌减少，影响了消化吸收功能。热退以后，消化吸收功能不可能一下子恢复到正常水平。因此，小儿热病后饮食的调摄一定要注意。有的家长认为孩子发热时消耗了不少能量，病后应尽快补充。其实营养的补充并不是一朝一夕的事，况且患儿的消化吸收功能尚未恢复正常，过分的补充不但不会吸收，还会增加消化器官的负担。因此，热病后饮食最好选择易于消化吸收的食物，并要多给予蔬菜、水果等。

对经常发热的孩子中医如何调理

中医在对疾病的认识方面，很重视机体的内在因素，强调"正气存内，邪不可干"。认为人之所以发病是由于正气不足，阴阳失于平衡所致。因此，对经常反复感冒发热的孩子，必须重视机体的内在调理，使阴阳趋于平衡，正气充沛，这样才能减少发病。

经常感冒发热的孩子以中医所说的"阴虚火旺"占多数。这种类型的孩子平素性情烦躁，食欲不佳，大便干燥，手足心热，容易出汗，尤其在睡眠中出汗。对有这些症状的孩子中医应采用滋阴清热的方法治疗，中药可选用沙参、麦冬、生地、玄参、天花粉、玉竹、地骨皮等。通过滋补阴液，使阴阳达到平衡，这样则不易受外邪侵犯。

还有一种属于中医"食积化热"的类型。这种类型的孩子平素食欲旺盛，大便干燥，尤其喜欢吃肉类食品，不爱吃青菜，平时舌苔较厚，有的患儿甚至有时口中有异味。对有这些症状的孩子中医应采用消食清热的方法治疗，中药可选用焦三仙、鸡内金、陈皮、厚朴、炒枳壳、莱菔子、瓜蒌、茯苓等。通过消导食滞，使积热得以清除，大便通畅，从而不易再反复发热。

另外还有少数患儿属于体质虚弱类型。这种类型的孩子平素消瘦，食欲不振，精神疲倦，大便时干时稀，稍一活动即出汗、心悸。对这种虚弱的孩子中医应采用健脾补虚的方法治疗，中药可选用党参、白术、茯苓、陈皮、山药、砂仁、黄芪等。通过健脾扶正，使患儿食欲增进，体质增强，从而不容易为外邪所伤。

总之，对经常发热的患儿应根据中医辨证治疗，着眼于机体的整体调理，使身体状态得以改善，从而可减少感染性疾病的发生。

小儿感冒发热怎么办

小儿感冒常常有发热表现，同时可伴有鼻塞、流涕、咽痛、咳嗽等症状。对小儿感冒发热，一般不必急于退热处理。因为体温升高是人体的自然防御反应，可使抗体合成增加，吞噬细胞的活性增强。如退热不当，可能挫伤机体的自然防御能力。但对体温持续增高，或既往有高热惊厥史的患儿，应该采取适当的降温措施。一般宜先采用物理降温，可用毛巾在患儿头部做冷敷或温湿敷，亦可用30%乙醇擦头部、腋下或双侧鼠蹊部。对热势较高的患儿可用头部冰袋枕。物理降温效果不佳者，应选用适当的药物降温。常用药有25%安乃近滴鼻，口服对乙酰氨基酚或阿司匹林等。

小儿感冒发热时一定要注意多饮水，因为发热会消耗体内液体，需要及时补充。同时，应保持室内空气新鲜及适当的温度。室内温度不宜过高，一般以21℃～22℃为宜。衣被也不要过厚，使患儿的皮肤能够与外界空气接触，借空气的传导、对流、辐射散热，以达到降温目的。

中药治疗小儿发热也有很好的效果。可以用桑叶、野菊花、芦根、大青叶、生石膏、薄荷、板蓝根、知母等清热解毒之品。也可以给患儿服用清热解毒口服液、小儿感冒冲剂、小儿金丹片、小儿清热灵等中成药。

病毒性心肌炎出现发热应注意什么

因为病毒性心肌炎是由病毒感染所引发，所以本病在病前1个月常有病毒感染史，小儿可表现为发热，伴见咽痛、肌痛、腹痛、皮疹等。所以对平时小儿发热不能掉以轻心，对较严重的病毒感染应注意心脏体征，必要时加用保护心肌药物。

在病毒性心肌炎的发病过程中，由于患儿体质较差，防御能力不佳，而易并发感染引起发热。此时应积极控制感染，选用有效抗生素及保护心肌药物，如大量维生素C等，同时应嘱患儿卧床休息，减轻心脏负担，以利疾病的康复。

高热惊厥容易复发吗

惊厥是全身或局部骨骼肌群突然发生不自主收缩，常伴意识障碍，这种神经系统功能暂时紊乱，神经细胞异常放电的现象，大多由于过量的中枢神经性冲动引起，亦可由于末梢神经肌肉刺激阈的降低，如血中游离钙过低引起。小儿惊厥的发生率是成人的 10 ~ 15 倍，而高热惊厥又是引起小儿惊厥的最主要原因之一，具统计 5 岁以下小儿，2% ~ 3% 曾有过高热惊厥。

高热惊厥常有复发，在初次惊厥发作以后，约 25% ~ 40%（平均 33%）的患儿在以后的热性病时出现惊厥复发。在高热惊厥小儿中，1/3 有第二次惊厥，其中的 1/2 有第三次发作。总共 9% 或更多的复发率。

因此预测是否会复发，对判断高热惊厥的预后是非常重要的。复发的预测主要是根据起病的年龄。初次发作在一岁以内的患儿复发率最高，大约 1/2 病例会复发。另如果是复杂性高热惊厥，有癫痫家族史者，复发机会多。复发多发生在初次高热惊厥后的 2 年以内。

热性惊厥能引起智力低下吗

脑损伤可以引起惊厥，惊厥发作也可造成脑损伤。有人证明，一次惊厥发作对近记忆力有一过性影响，相当于脑震荡所致损害；惊厥持续状态可产生严重脑损害，而致智力低下。因为在惊厥性放电时，脑组织有大量的神经元发生快速、反复的脂除极化，需较多的能量维持钠 - 钾泵的功能，神经递质的合成与释放也增加，细胞代谢过程加快，而且惊厥时体温升高，肌肉抽搐也使全身代谢增加，高热可使动物脑代谢增加25%，这些活动所需能量比正常高出2～4倍。脑的异常放电活动即惊厥放电本身对能量的需要也明显增加，这也是引起脑损伤的一个重要原因。所以惊厥给脑造成了最大的代谢负担。

热性惊厥为小儿惊厥中最常见的一种，预后一般良好，引起智力低下的发生率很低，这是因为一般单纯性热性惊厥，发作次数少、时间短、恢复快、无异常神经征，因此惊厥发作时对大脑的影响较少。但是其中有少数患者可以引起智力低下，目前对此有两种解释，一种认为严重的热性惊厥可以引起脑损伤，以致出现癫痫及智力低下，这是指惊厥持续时间越长，惊厥复发次数越多，出现脑损伤的可能性就越大。另一种认为，在热性惊厥前，神经系统已出现异常，这种小儿即使不发生热性惊厥也会出现智力低下，即认为热性惊厥病儿的神经系统症状并非惊厥本身所致，而是存在于热性惊厥起病之前，热性惊厥与智力低下并非因果关系，而是共同原因所决定的。

另外惊厥引起脑损伤和年龄也有密切关系。小儿惊厥持续30分钟以上就可以产生神经元缺血性改变，而成人惊厥超过6小时才发生这种改变。这是因为婴幼儿时期脑组织代谢活跃，神经细胞处于生长、分化旺盛时期，正在发育的脑组织最易受损害，所以惊厥发病年龄越早，其智力低下的发生率可能会越高。

总之热性惊厥之前如已有神经系统异常，可能导致将来的智力低下，严重惊厥本身也能引起脑损伤而影响智力。

小儿肠梗阻伴发热应注意什么

肠梗阻伴发热一般见于因重症肺炎、肠道感染、腹膜炎及败血症等引起肠麻痹以致病者，由此而引起的肠梗阻多见于小婴儿。换句话说，当小儿尤其是小婴儿在重度疾患时，除发热、原发病症状外，若出现肠梗阻典型表现时，应高度警惕，以免贻误病情。

对这类由重度感染继发肠梗阻伴发热者，临床以治疗原发病为主，亦即采用非手术疗法，予抗炎、退热降温等，同时应予禁食、胃肠减压、针刺足三里、合谷穴等，确认无机械性肠梗阻者，可予新斯的明促进肠蠕动。

总之，肠梗阻伴发热时，即要重视肠梗阻的演变情况，亦不能疏忽原发病的治疗。如此方能保证小儿尽快恢复健康。

第6章

预防保健

小儿发热很常见，精心护理最关键

孩子发热不吃东西怎么办

发热是交感神经系统活动增强的全身激烈反应。交感神经系统活动增强，会使唾液、消化液的分泌减少，胃肠运动功能减弱，消化酶活力降低。这时食物在胃肠道不能被正常消化吸收，而长时间地停留在胃肠道，使患儿产生一种饱胀感，因此导致食欲不振。

对于孩子发热导致的食欲不振，首先家长不必过于焦急和忧虑，因为这是一种暂时的现象。家长要做好孩子各方面的护理，比如尽量让孩子卧床休息，以减少消耗。让孩子大量饮水，这样既可以补充体内丢失的水分，协助降低体温，又可以促进毒素的排泄。

孩子食欲不振，不要勉强让孩子吃东西，否则对胃肠功能的恢复会更加不利。应该挑选一些孩子平时喜欢吃的，清淡、有营养、易消化的食物，如米汤、面条汤、藕粉等，不要吃油腻的、热量过高的食物。要尽量给孩子喂一些果汁和菜汤，以补充各种维生素。

推拿疗法可以促进消化液的分泌和胃肠运动功能，医生和患儿家长都不妨试一试。下面介绍几种简单的推拿方法。

（1）揉中脘：用指端或掌根在患儿脐与剑突中点处轻轻按揉100～300次。

（2）揉脐：用掌根在患儿脐部顺时针方向轻揉100～300次。

（3）分推腹阴阳：用双手拇指沿肋弓角边缘向两旁分推100～200次。

（4）揉天枢：用指端在患儿脐旁约2寸处按揉50～100次（两侧可同时进行）。

（5）捏脊：用双手拇指和食指在患儿脊柱自下而上捏提，连续3～5遍。

患儿热退后食欲仍差者，可加用中药调理脾胃。一般可采用滋阴健脾开胃的治法，酌情应用沙参、麦冬、茯苓、陈皮、苍术、砂仁、厚朴、乌梅、藿香、佩兰等中药。

孩子发热便秘怎么办

孩子在有病发烧的时候，由于消化液分泌减少，消化酶活力降低，胃肠蠕动功能减弱，食物在胃肠道不能被消化吸收和及时排出，所以容易导致便秘。促进大便排泄的方法有以下几种。

（1）调整饮食：让患儿多吃蔬菜和水果，尤其强调含纤维素较高的蔬菜，如芹菜等。

（2）冲服蜂蜜，尽量多饮水。

（3）服用中药：采用清热泻火通便的方法，可根据不同的疾病酌情选方用药。一般情况可考虑应用生石膏、知母、炒山栀、黄芩、黄连、火麻仁、瓜蒌等。高热持续不退，大便干燥较重者可以用生大黄，但剂量需掌握好。

（4）推拿疗法：可以采用清大肠、退六腑、推下七节骨、揉脐等方法。推大肠即用拇指在患儿食指桡侧缘从虎口直推向指尖，连推 100 ~ 300 次；退六腑即用拇指在患儿前臂尺侧自肘向腕的方向直推，连推 100 ~ 200 次；推下七节骨即用拇指自患儿第四腰椎处向下推至尾椎骨端，连推 100 ~ 200 次；揉脐即用掌根在患儿脐部顺时针方向按揉 100 ~ 300 次。

（5）灌肠或向肛门内注入开塞露，以刺激大便排泄。

总之，孩子发烧时容易造成大便干燥，而大便不通又往往会加重发热。因此，对发烧的孩子应采取积极的措施，及时排出大便。有不少孩子热退以后大便仍干燥，家长应及时领孩子到医院就诊，服用中药治疗，以进一步清除余热。

🧑‍⚕️ 发热患儿该吃什么

小儿发热时，新陈代谢加快，营养物质的消耗大大增加，体内水分的消耗也明显增加。同时，在发热的时候消化液的分泌减少，胃肠蠕动减慢，使消化功能明显减弱。因此，小儿发热时的饮食安排必须合理。

小儿发热的饮食调摄应以供给充足的水分，补充大量维生素和无机盐，供给适量的热量和蛋白质为原则。饮食应以流质和半流质饮食为主。

推荐几种适合发热患儿的饮食

（1）米汤：将大米煮烂去渣，加入少许白糖。米汤的水分充足，易于消化吸收。

（2）绿豆汤：将绿豆煮烂，取其绿豆汤，加入适量冰糖。绿豆具有清热、解毒、祛暑的作用，服之既能补充营养，又利于毒素排泄，从而可以协助退热。

（3）鸡蛋羹：取1～2个鸡蛋打匀，加适量温水蒸熟后食用。鸡蛋羹可以补充蛋白质，并且较容易消化吸收。

（4）西瓜汁：西瓜汁具有清热、解暑、利尿的作用，可以促进毒素的排泄。

（5）鲜梨汁：鲜梨汁具有清热、润肺、止咳的作用，适用于发热伴有咳嗽的患儿。

（6）鲜苹果汁：苹果汁中含有大量的维生素 C，可以补充体内营养的需要，还可以中和体内毒素。

总之，小儿发热时的饮食可以按前面述及的基本原则，根据患儿的饮食习惯来安排。如果患儿发热而食欲不好时，不要勉强喂食，但要尽量补充水分。另外，在小儿发热期间不要任意增加平时未曾吃过的食物，以免引起腹泻。

对经常发热的孩子平素如何调护

对平素经常感冒发烧的孩子应该怎样调护好呢？

第一，要让孩子经常到户外活动，接受自然风光的沐浴。如果孩子经常被关在家里，稍微一出门受点凉就会生病。要让孩子适应自然环境，这是预防疾病的重要措施。因为人生活在大自然中，如果与自然环境不相适应，那就无法很好地生存。

第二，孩子平时的衣着要适中，不要过厚过暖。因为多数孩子体内的热量都很充足，而且孩子活动量普遍很大。如果衣着过暖，稍一活动就会出汗，而活动一停下来，着一点风就容易生病。中医所说的"汗出当风"是小儿感冒发热的主要原因。

第三，平时要经常给孩子喝水。因为孩子活动量大，出汗多，多喝水才能及时补充出汗所丧失的液体。多喝水还能促进人体代谢，使代谢产物及时排出，这样也能防止生病。

第四，注意饮食调摄，使孩子的大便保持通畅。经常感冒发热的孩子多半内热较盛，即人们平时所说的"火"大。对这种类型的孩子饮食要注意合理搭配，多吃青菜和水果，少吃肉类、巧克力和油炸食品。除了合理的饮食结构外，还要训练孩子的排便习惯，每天大便一次。只有大便通畅，体内的各种代谢产物才能及时排出。

小儿发热如何降温

儿科专家称，小儿发烧有一定积极意义，表明机体与致病因子斗争，降温主要在于防止高热引起抽搐或惊厥，所以在体温超过39℃时则采取相应的降温措施。家庭可以采用以下物理降温方式进行降温：

温水浴，温水擦澡，主要在颈、胸、背及四肢等处多擦洗；酒精擦浴，用30%～50%酒精（或二锅头加1倍水），用纱布或小毛巾蘸湿酒精擦浴，力量要均匀，擦四肢及背部各3～5分钟，全部擦浴时间要在20分钟左右。擦至腋窝、腹股沟等血管丰富处停留时间要稍长。禁擦前胸、后颈、腹部，这些部位对冷刺激敏感，如发生寒战、神色、呼吸、脉搏异常症状时应立即停止擦浴。

室内温度要适宜

室温过高不利人体散热,会增加患儿烦躁;过低则易使小儿受寒,一般室内以 20℃左右为宜;防止空气对流直吹患儿。

小儿发热应多休息

小儿发热时新陈代谢增快,消耗多、进食少,身体虚弱应卧床休息;保持室内安静,避免各种刺激;衣被要适当减少。

小儿发热时的口腔护理

高热时唾液分泌减少,口腔黏膜干燥,口腔自我清除能力减退,易使食物残渣滞留,便于细菌繁殖而引起口腔炎、齿龈炎等,所以对发热小儿还应做好口腔护理,可用消毒棉蘸 3% 硼酸水轻轻擦洗口腔或用淡盐水含漱,早晚各 1 次。